Kliniktaschenbücher

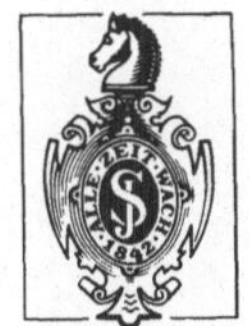

Daweke Haase Irmscher

Diätkatalog

Ernährungstherapie, Indikation und klinische Grundlagen

Unter Mitarbeit von
F. A. Gries D. Prüstel
G. Strohmeyer

Dritte, neubearbeitete Auflage

Springer-Verlag
Berlin Heidelberg New York Tokyo

1. Auflage 1976
2. Auflage 1979

1. Italienische Auflage Springer-Verlag – C. E. L. I. 1977

CIP-Kurztitelaufnahme der Deutschen Bibliothek
Daweke, Helmut:
Diätkatalog: Ernährungstherapie, Indikation u. klin. Grundlagen / Daweke ; Haase ; Irmscher. Unter Mitarb. von F. A. Gries ... – 3., neubearb. Aufl. – Berlin ; Heidelberg ; New York ; Tokyo : Springer, 1985.
(Kliniktaschenbücher)
ISBN-13: 978-3-540-13799-3 e-ISBN-13: 978-3-642-86201-4
DOI: 10.1007/978-3-642-86201-4

NE: Haase, Jutta:; Irmscher, Karl:; HST

2121-3130/543210

Autoren

Prof. Dr. HELMUT DAWEKE, Chefarzt der Inneren Abteilung des Knappschafts-Krankenhauses, Universitätsklinik, Ruhr-Universität Bochum, In der Schornau 23/25, 4630 Bochum-Langendreer

JUTTA HAASE, Ernährungsmedizinische Beraterin, Ltd. Lehrassistentin der Lehranstalt für Diätassistentinnen, Medizinische Einrichtungen der Universität Düsseldorf, Moorenstraße 5, 4000 Düsseldorf 1

Prof. Dr. KARL IRMSCHER, Chefarzt der Inneren Abteilung des Ev. Krankenhauses „Bethesda" GmbH, Lehrkrankenhaus der Universität Aachen, 4050 Mönchengladbach, 1. Leiter der Lehranstalt für Diätassistentinnen, Medizinische Einrichtungen der Universität Düsseldorf, Moorenstraße 5, 4000 Düsseldorf 1

Mitarbeiter

Prof. Dr. F. A. GRIES, Direktor der Medizinischen Abteilung des Diabetes-Forschungsinstitutes an der Universität Düsseldorf, Auf'm Hennekamp 65, 4000 Düsseldorf 1

Dr. rer. nat. D. PRÜSTEL, Akademischer Oberrat, Institut für Organische Chemie der Universität Düsseldorf, Universitätsstraße 1, 4000 Düsseldorf 1

Prof. Dr. G. STROHMEYER, Direktor der Medizinischen Klinik und Poliklinik, der Universität Düsseldorf, Klinik D, Moorenstraße 5, 4000 Düsseldorf 1

Geleitwort zur ersten Auflage

Der von den Autoren erarbeitete Diätkatalog ist aus den Erfahrungen mit der Diätetik an den Medizinischen Einrichtungen der Universität Düsseldorf hervorgegangen, um die sich die Leitung der Lehranstalt für Diätassistentinnen und der Diätküche sowie Ärzte der 2. Medizinischen Klinik in enger Zusammenarbeit besonders verdient gemacht haben. Eine ursprünglich nur für den internen Klinikbereich erarbeitete Diätzusammenstellung hatte großes Interesse gefunden.

Dieser praktikable Diätkatalog wurde nunmehr von den verschiedenen Fachvertretern erweitert und auf den neuesten Stand gebracht. Die in diesem Katalog enthaltenen Diätrezepturen entsprechen dem heutigen Stand der experimentellen Erkenntnisse der Diätetik und liegen in dieser Form bisher nicht vor.

Der Katalog wird die Arbeit in Krankenhaus-Diätküchen, die Diätberatung in Krankenhäusern und in der ärztlichen Praxis wesentlich erleichtern und eine bisher vorhandene Lücke schließen.

H. Zimmermann
Direktor der 2. Medizinischen Klinik
(Lehrstuhl für innere Medizin,
speziell Ernährung und Diätetik)

Vorwort zur dritten Auflage

Vier Jahre nach der letzten Auflage war es erforderlich, den Diätkatalog auf seine Aktualität hin zu überprüfen und zu verbessern. Das Kapitel „Sondenernährung und flüssige Ernährung" wurde dem jetzigen Stand angepaßt, die Rohfasertabelle durch eine Tabelle „Ballaststoffgehalt" ausgetauscht und für eine Reihe von Diätformen wurde der Ballaststoffgehalt berechnet. Die bisherigen Abschnitte „Diät bei Obstipation" und „Diät bei Divertikulose" wurden in einem Kapitel „Ballaststoffreiche Kost bei Obstipation und Folgeerkrankungen" zusammengefaßt, wobei auch die Indikationen bei irritablem Kolon und Hämorrhoiden Berücksichtigung finden. Da Operationen im Gastrointestinalbereich immer häufiger durchgeführt werden, war es erforderlich, die postoperativen ernährungsmedizinischen Maßnahmen in neuen Kapiteln in den Diätkatalog aufzunehmen und zwar die Kapitel „Kost für Stomaträger" und „Diät nach Pankreatektomie".
Die Herausgeber danken für die erneut eingegangenen Würdigungen, Ergänzungs- und Verbesserungsvorschläge sowie kritische Stellungnahmen; wir haben diese in der 3. Auflage weitgehend berücksichtigt.
Unser Dank gilt weiterhin den Diätassistentinnen Heide Hensen und Ina Roller für die Unterstützung beim Korrekturlesen.
Den Mitarbeitern des Springer-Verlages sind wir wie immer für gute Zusammenarbeit und stetes Entgegenkommen zu Dank verpflichtet.

Frühjahr 1985 — Die Herausgeber

Vorwort zur zweiten Auflage

Die gute Resonanz, die das vorliegende Kliniktaschenbuch gefunden hat, machte früher als erwartet eine zweite Auflage erforderlich.
Die Herausgeber danken für die zahlreichen Würdigungen, Ergänzungs- und Verbesserungsvorschläge und auch kritischen Stellungnahmen, die bei der Neuauflage weitgehend Berücksichtigung fanden.
Entsprechend den Empfehlungen der Arbeitsgemeinschaft für klinische Diätetik sind die eiweiß- und elektrolytberechneten Diäten in einem Kapitel eiweiß- und elektrolytdefinierte Diäten zusammengefaßt worden. Neu aufgenommen wurde die kupferarme Diät; eine völlige Neubearbeitung erfuhr das Kapitel über Sondenernährung bzw. industriell hergestellte Ernährungsformen; nicht wieder aufgenommen haben wir das Kapitel über Vorschläge zur postoperativen Infusionstherapie.
Wir danken den Diätassistentinnen Ina Roller, Heide Hensen und Rita Vogt für ihre Mitarbeit.
Besonderer Dank gebührt den Mitarbeitern des Springer-Verlags, vor allem für die freundliche Bereitschaft, alle unsere Änderungswünsche zu erfüllen.

Herbst 1979 Die Herausgeber

Vorwort zur ersten Auflage

Wer sich täglich mit Fragen der Diätetik, der Ernährungsberatung und der Aufstellung von Kostplänen im Krankenhaus oder Sanatorium befaßt, wird immer feststellen, daß nicht nur Diätbedürftige, sondern auch Ärzte, Diätassistentinnen und Pflegekräfte den Wunsch äußern, die in der Klinik am häufigsten angewandten Diäten in Buchform zur Hand zu haben. Diesem Wunsche sind die Herausgeber entgegengekommen.

Das vorliegende Buch beinhaltet in 10 Abschnitten die hauptsächlichsten ernährungswissenschaftlich anerkannten Diätformen, gegliedert nach Indikation, klinischer Grundlage sowie Prinzip der jeweiligen Diät, einschließlich Vorschlägen für postoperative Kostformen, sowie Sondenernährung und diagnostische Diäten. Bei dieser Aufstellung wurden die Empfehlungen der Deutschen Gesellschaft für Ernährung für die Nährstoffzufuhr aus dem Jahre 1975 berücksichtigt. Hinzu kommen Tabellen über Kalorien-, Nährstoff- und Cholesteringehalt und die Fettsäurenzusammensetzung, weiterhin Eiweißäquivalenttabellen, Kohlenhydrataustauschtabellen sowie Tabellen über den Rohfaser- und Puringehalt einzelner Nahrungsmittel.

Es handelt sich nicht um ein Lehrbuch, sondern um differenzierte Diätspeisepläne. Der Benutzer soll sich anhand der vorliegenden Pläne in Kürze vergegenwärtigen können, welche Lebensmittel zur optimalen Nährstoffversorgung für eine bestimmte Diät erforderlich sind. Über 50 detaillierte Diättagesspeisepläne können mit Leichtigkeit abgewandelt werden.

Es ist den Autoren ein besonderes Anliegen, Herrn Prof. Dr. K. Oberdisse zu danken, der das Interesse an diätetischen Fragen in Klinik und Diätschule geweckt und die diätetische Ausbildung und Fortbildung stets gefördert hat. Außerdem danken wir den Lehrkräften und Mitarbeiterinnen der Lehranstalt für Diätassistentinnen der Universität Düsseldorf für technische Mitarbeit, vor allem den Diätassistentinnen Brigitta Viertel, Karin Prüm und Friederike Schaab. Die Autoren danken dem Verwaltungsdirektor der Medizinischen Einrichtungen der Universität Düsseldorf, Herrn Streblow, für seine Unterstützung bei der Bereitstellung von Diätspeiseplänen für die Universitätskliniken.

Besonderer Dank gebührt dem Springer-Verlag, vor allem Herrn Dr. Götze und Herrn Prof. Dr. Angermeier, für die freundliche Bereitschaft zur Drucklegung.

Düsseldorf, Januar 1976 Die Autoren

Inhaltsverzeichnis

Abkürzungsverzeichnis

BE	Broteinheit
E	Eiweiß
F	Fett
GFS	gesättigte Fettsäuren („saturated fatty acids")
KH	Kohlenhydrate
MUFS	mehrfach ungesättigte Fettsäuren („polyunsaturated fatty acids")
P/S-Quotient	Quotient aus MUFS und GFS

Reduktionskost

Diät	E	F	KH	Energie		Bemerkungen
	g	g	g	kJ	kcal	
1.1	60	30	110	4200	1000	
1.2	70	40	130	5020	1200	
1.3	100	50	165	6700	1600	Zur Gestoseprophylaxe; s. Anmerkung vor der Nährwertberechnung
4.1	60	30	110	4200	1000	Reduktionskost „purinarm", Nährwertberechnung s. unter 4.1, „purinarm"

Flüssigernährung (hochmolekular): energiereduzierte Trinknahrung, „Tagesration"

Diät	E	F	KH	kJ	kcal	Bemerkungen
7.1.5.1.1	75	25	90	< 5025	< 1200	Nährwertberechnung s. unter 7.1.5.1.1
7.1.5.1.2	50	10	100			Nährwertberechnung s. unter 7.1.5.1.2
7.1.5.1.3	55	20	135			Nährwertberechnung s. unter 7.1.5.1.3
7.1.5.1.4	50	20	165			Nährwertberechnung s. unter 7.1.5.1.4
7.1.5.1.5	60	25	125			Nährwertberechnung s. unter 7.1.5.1.5
7.1.5.1.6	55	25	175			Nährwertberechnung s. unter 7.1.5.1.6
7.1.5.1.7	70	15	95			Nährwertberechnung s. unter 7.1.5.1.7
7.1.5.1.8	100	15	90			Nährwertberechnung s. unter 7.1.5.1.8

Flüssigernährung (hochmolekular): energiereduzierte Trinknahrung, „Mahlzeit"

Diät	E	F	KH	kJ	kcal	Bemerkungen
7.1.5.2	40	10	45	< 1675	< 400	Nährwertberechnung s. unter 7.1.5.2

Abkürzungen s. Verzeichnis S. XII

Reduktionskost

1. Indikation:
   Adipositas

2. Klinische Grundlagen:
   Eine Reduktion des Übergewichts gelingt am besten über eine Senkung der Energiezufuhr. Das Wasserfasten kann wegen möglicher Komplikationen nur stationär durchgeführt werden. Reduktionsdiäten mit geeigneter Zusammensetzung ermöglichen dagegen eine praktisch gefahrlose Gewichtsabnahme. Evtl. auftretende Obstipationen können leicht durch ballaststoffreiche Lebensmittel (s. Tabelle *Ballaststoffgehalt einiger Lebensmittel,* S. 216) sowie Quell- und Gleitmittel behoben werden.

3. Prinzip der Diät:
   Es werden Diäten mit 4,2 MJ = 4200 kJ (1000 kcal) und 5 MJ = 5020 kJ (1200 kcal) angeboten. Das Defizit im Vergleich zum Bedarf sollte mindestens 3,4 MJ = 3400 kJ (800 kcal) betragen. Es handelt sich dabei um eine energiereduzierte Mischkost, die alle lebensnotwendigen Nährstoffe in relativ reichlicher Menge (Vitamine, Eiweiß, Kalzium) enthält, einen ausreichend hohen Sättigungsgrad besitzt und praktisch über längere Zeit eingehalten werden kann.
   Die Nährstoffrelationen betragen: Eiweiß 24–25%, Fett 30–32%, Kohlenhydrate 45% der Energiezufuhr. Eine Kochsalzeinschränkung ist nicht notwendig.

4. Anmerkung:
   Übergewichtige Patienten, die gewillt sind abzunehmen, müssen unbedingt in der Ernährungslehre und Warenkunde geschult werden, um eine Selbstberechnung der Nahrungsaufnahme durchführen zu können. Als Hilfsmittel für die Nährwert- und Energieberechnung durch den Patienten eignet sich die „Kleine Nährwerttabelle der Deutschen Gesellschaft für Ernährung". Der Langzeiterfolg einer diätetischen Gewichtsreduktion wird durch verhaltenstherapeutische Maßnahmen unterstützt.

Reduktionskost, ca. 4,2 MJ = 4200 kJ (1000 kcal)

ca. 60 g Eiweiß, 30 g Fett, 110 g Kohlenhydrate

	Menge	E tierisch	E pflanzlich	F	KH	Energie	
	g	g	g	g	g	kJ	kcal
1. Frühstück							
Kaffee							
Trinkmilch, mind. 1,5% Fett	10				1	21	5
Vollkornbrot	50		4	1	23	502	120
Butter	5			4		163	39
Ei, gekocht	1 Stück	6		6		347	83
		6	4	11	24	1033	247
2. Frühstück							
Joghurt aus Magermilch	150	7			7	245	59
Mittagessen							
Gebratene Poularde							
Brathuhn	100	21		6		602	144
Speiseöl	4			4		156	37
Gedünstete Kohlrabi	150		3		7	164	39
Kartoffeln	65		1		12	238	57
Kirschen, süß (mit Stein)	170		1	1	23	420	101
		21	5	10	42	1580	378
Vesper							
Kaffee							
Trinkmilch, mind. 1,5% Fett	10				1	21	5
Knäckebrot	8		1		6	128	31
Butter	5			4		163	39
			1	4	7	312	75

Abkürzungen s. Verzeichnis S. XII

Reduktionskost, ca. 4,2 MJ = 4200 kJ (1000 kcal)

ca. 60 g Eiweiß, 30 g Fett, 110 g Kohlenhydrate

	Menge	E tierisch	E pflanzlich	F	KH	Energie	
	g	g	g	g	g	kJ	kcal
Abendessen							
Tee							
Vollkornbrot	50		4	1	23	502	120
Schinken, gekocht (Dose)	40	10		6		400	96
Gemüsesalat							
Blumenkohl	40		1		2	47	11
Bohnen, grün (Dose)	40		1		2	55	13
Champignon (Dose)	40		1		1	42	10
Tomate	40				1	32	8
Zwiebeln (Essig, Gewürze)	10				1	17	4
		10	7	7	30	1095	262

Zusammenfassung

	E tierisch	E pflanzlich	F	KH	kJ	kcal
1. Frühstück	6	4	11	24	1033	247
2. Frühstück	7			7	245	59
Mittagessen	21	5	10	42	1580	378
Vesper		1	4	7	312	75
Abendessen	10	7	7	30	1095	262
	44	17	32	110	4265	1021
	61					
Energie %	25		30	45		

Abkürzungen s. Verzeichnis S. XII

Reduktionskost, ca. 5 MJ = 5020 kJ (1200 kcal)

ca. 70 g Eiweiß, 40 g Fett, 130 g Kohlenhydrate

	Menge	E tierisch	E pflanzlich	F	KH	Energie	
	g	g	g	g	g	kJ	kcal
1. Frühstück							
Kaffee							
Trinkmilch, mind. 1,5% Fett	10				1	21	5
Roggenschrotbrot	50		4	1	23	502	120
Butter	5			4		163	39
Jagdwurst	20	2		7		306	73
		2	4	12	24	992	237
2. Frühstück							
Trinkmilch, mind. 1,5% Fett	250	8		4	12	513	123
Apfel	100				13	230	55
		8		4	25	743	178
Mittagessen							
Gebratenes Kalbsschnitzel							
Kalbfleisch, Schnitzel	120	25		2		542	130
Speiseöl	5			5		195	47
Zwiebeln	10				1	17	4
Champignons (Dose)	150		3	1	5	158	38
Margarine	5			4		158	38
Kartoffeln	65		1		12	238	57
Erdbeeren	100		1		8	155	37
		25	5	12	26	1463	351
Vesper							
Kaffee							
Trinkmilch, mind. 1,5% Fett	10				1	21	5
Knäckebrot	15		2		12	240	58
Butter	5			4		163	39
Kalorienreduzierte Fruchtzuckerkonfitüre	20				6	102	24
			2	4	19	526	126

Abkürzungen s. Verzeichnis S. XII

Reduktionskost, ca. 5 MJ = 5020 kJ (1200 kcal)

ca. 70 g Eiweiß, 40 g Fett, 130 g Kohlenhydrate

	Menge	E tierisch	E pflanzlich	F	KH	Energie	
	g	g	g	g	g	kJ	kcal
Abendessen							
Tee							
Graubrot	40		3		21	424	101
Butter	5			4		163	39
Rinderschinken und Melone							
Rinderschinken	40	16		4		442	106
Wassermelone	300		3		15	300	72
		16	6	8	36	1329	318
Zusammenfassung							
1. Frühstück		2	4	12	24	992	237
2. Frühstück		8		4	25	743	178
Mittagessen		25	5	12	26	1463	351
Vesper			2	4	19	526	126
Abendessen		16	6	8	36	1329	318
		51	17	40	130	5053	1210
		68					
Energie %		24		31	45		

Abkürzungen s. Verzeichnis S. XII

Reduktionskost in der Gestation zur Gestoseprophylaxe

1. Indikation:
   Adipositas während der Schwangerschaft, Gestoseprophylaxe

2. Klinische Grundlagen:
   Übergewicht in der Schwangerschaft erhöht die Gefahren für Mutter und Kind, v. a. durch gehäuftes Auftreten von Gestose und Diabetes. Bei adipösen Schwangeren ist deshalb eine weitere Gewichtszunahme zu vermeiden. Eine Gewichtsreduktion ist jedoch nicht anzustreben.
   Während der Schwangerschaft ist nach allgemeiner Auffassung eine Reduktion der Energiezufuhr unter 6,7 MJ = 6700 kJ (1600 kcal) pro Tag nicht sinnvoll. Da während der Schwangerschaft ein erhöhter Eiweißbedarf besteht, ist eine optimale Eiweißversorgung sicherzustellen.

3. Prinzip der Diät:
   Es handelt sich um eine energiebegrenzte Mischkost mit 6,7 MJ = 6700 kJ (1600 kcal). Sie besitzt folgende Nährstoffrelationen: Eiweiß 27%, Fett 30%, Kohlenhydrate 43% der Energiezufuhr. Um diese Relation zu gewährleisten, bedarf es einer besonderen Auswahl der Eiweißträger. Vorzuziehen sind magere tierische Eiweißprodukte. Die Kochsalz- und Flüssigkeitszufuhr wird auf 5 g Kochsalz bzw. 500 ml Trinkmenge beschränkt.

Reduktionskost zur Gestoseprophylaxe, ca. „100 g Eiweiß", 6,7 MJ = 6700 kJ (1600 kcal)

ca. 50 g Fett, 165 g Kohlenhydrate, 1700 mg Natrium (57 mmol)

	Menge	E tierisch	E pflanzlich	F	KH	Na	Trinkflüssigkeit	Energie	
	g	g	g	g	g	mg	ml	kJ	kcal
1. Frühstück									
Kaffee							125		
Magermilchpulver	10	4			5	56		155	37
Knäckebrot	25		3		19	115		401	96
Butter	10			8				326	78
Schichtkäse, 10% F. i. Tr.	100	13		2		35		330	79
		17	3	10	24	206	125	1212	290
2. Frühstück									
Apfel	100				13	3		230	55
Knäckebrot	15		2		12	69		240	58
			2		25	72		470	113
Mittagessen									
Mageres Fleisch (gekocht, gegrillt oder fettlos gebraten)									
Rindfleisch, Keule	150	32		11		120		998	239
Gedünstete Bohnen	200		4		10	4		276	66
Kartoffeln	150		3		28	5		546	131
Aprikosen (mit Stein)	110		1		12	2		226	54
		32	8	11	50	131		2046	490
Vesper									
Trinkmilch, mind. 1,5% F.	250	8		4	12	118	250	513	123
Magermilchpulver	10	4			5	56		155	37
Knäckebrot	8				6	37		128	31
		12		4	23	211	250	796	191

Abkürzungen s. Verzeichnis S. XII

Reduktionskost zur Gestoseprophylaxe, ca. „100 g Eiweiß“, 6,7 MJ = 6700 kJ (1600 kcal)

ca. 50 g Fett, 165 g Kohlenhydrate, 1700 mg Natrium (57 mmol)

	Menge	E tierisch	E pflanzlich	F	KH	Na	Trinkflüssigkeit	Energie	
	g	g	g	g	g	mg	ml	kJ	kcal
Abendessen									
Tee							125		
Roggenvollkornbrot	40		3	1	19	168		402	96
Butter	5			4				163	39
Gekochter Schinken (Dose)	50	11		7		483		450	108
Camembert, 30% F. i. Tr.	40	10		6		390		444	106
Gemüsesalat									
Tomate	100		1		3	6		79	19
Gurke	50				1	4		21	5
Zwiebel (Essig und Gewürze)	10				1	1		17	4
Speiseöl	4			4				154	37
		21	4	22	24	1052	125	1730	414
Spätmahlzeit									
Orange (mit Schale)	140		1		12	1		226	54
Knäckebrot	8				6	37		128	31
Butter	5			4				163	39
			1	4	18	38		517	124
Zusammenfassung									
1. Frühstück		17	3	10	24	206	125	1212	290
2. Frühstück			2		25	72		470	113
Mittagessen		32	8	11	50	131		2046	490
Vesper		12		4	23	211	250	796	191
Abendessen		21	4	22	24	1052	125	1730	414
Spätmahlzeit			1	4	18	38		517	124
		82	18	51	164	1710	500	6771	1622
		100							
Energie %		27		30	43				
Elektrolyte mmol/l						57			
NaCl g						4,3			

Abkürzungen s. Verzeichnis S. XII

Diäten bei Diabetes mellitus

Diät	E	F	P/S Quotient	Cholesterin	KH	Na	K	Energie kJ	Energie kcal	Bemerkungen
	g	g		mg	g	mg	mg			
2.1	75	55			160			6370	1500	
2.2	90	65	0,9	190	190			7530	1800	
2.3	95	80	1,0	180	235			8860	2100	
2.4	100	90	1,4	195	270			10040	2400	
2.5	110	100	1,4	235	315			11400	2700	
2.6	120	120	1,2	320	320			12550	3000	
Diabetesdiät „flüssig“										
2.7	80	80			190			7800	1860	
Sondenernährung (hochmolekular): kohlenhydratdefiniert und -selektiert										
7.1.4.1	100	85			215			8390	2005	Nährwertberechnung s. unter 7.1.4.1
7.1.4.2	95	85			190			8110	1920	Nährwertberechnung s. unter 7.1.4.2
Diabetesdiät „eiweißarm“										
2.8.1	25	95	1,3	245	265	975	2650	8790	2100	streng eiweißarm
2.8.2	30	115	1,3	335	310	1040	3860	10150	2425	streng eiweißarm
„Kohlenhydrattag“										
2.9					180					s. Anmerkung unter 2.9

Abkürzungen s. Verzeichnis S. XII

Diät bei Diabetes mellitus

1. Indikation:
Die Diabetesdiät ist die Grundlage jeder Diabetesbehandlung. Fast die Hälfte aller Zuckerkranken ist mit Diät allein zu behandeln. Die Behandlung mit Tabletten oder mit Insulin erfordert eine gleichzeitige diätetische Behandlung.

2. Klinische Grundlagen:
Die Zuckerkrankheit entsteht durch einen relativen oder absoluten Mangel an Insulin, dem blutzuckersenkenden Hormon. Dadurch ist die Verwertung der Glukose gestört. Gleichzeitig sind auch der Fett- und Eiweißstoffwechsel betroffen. Um den Stoffwechsel möglichst wenig zu belasten, muß die täglich erforderliche Kohlenhydratmenge in häufigen kleinen Portionen zugeführt werden. Der Energiebedarf durch körperliche Arbeit, ggf. die Wirkung des injizierten Insulins, und die Nahrungszufuhr müssen zeitlich und mengenmäßig aufeinander abgestimmt werden. Bei insulinspritzenden Diabetikern muß dies individuell entsprechend dem jeweiligen Insulinregime geschehen, oral eingestellte Diabetiker weisen meist die höchsten Blutzuckerspiegel nach dem 1. Frühstück auf. Deshalb wird in diesen Fällen das 1. Frühstück zugunsten des 2. Frühstücks relativ knapp gehalten.

3. Prinzip der Diät:
Für die Typ I- und Typ II-Diabetiker sind die Schwerpunkte in der Diättherapie unterschiedlich (s. Toeller 1984). Die Tagesbeispiele sind für insulinbehandelte Typ II-Diabetiker und Typ II-Diabetiker, die mit oralen Antidiabetika behandelt werden, geeignet. Für übergewichtige Typ II-Diabetiker, die allein mit Diät behandelt werden, ist die Energiereduktion ausschlaggebend (s. Diät 1.1 und 1.2).
Da die Zuckerkrankheit nicht heilbar ist, ist die Diabetesdiät eine Dauerdiät. Die Energiezufuhr soll ausreichend aber knapp bemessen sein, in der Zusammensetzung relativ eiweißreich und fettarm. Bei einer Energiezufuhr von 6,3–7,5 MJ = 6270–7530 kJ (1500–1800 kcal) betragen die Nährstoffrelationen annähernd Eiweiß 15–20%, Fett 35%, Kohlenhydrate 45–50% der Energiezufuhr. Bei höherer Energiezufuhr sinkt der relative Eiweißanteil zugunsten der Kohlenhydrate.
Die Diabetesdiät wird individuell für jeden Patienten vom Arzt festge-

legt. Die Höhe der Energiezufuhr richtet sich nach Alter, Geschlecht, Größe, Gewicht und der körperlichen Tätigkeit des Patienten. Stets ist ein normales Körpergewicht anzustreben.
Wegen der Neigung des Diabetikers zu Fettstoffwechselstörungen sind cholesterinreiche Lebensmittel (z. B. Eigelb und Innereien) zu begrenzen sowie Fette mit gesättigten Fettsäuren (vor allem in tierischen Fetten enthalten) zu meiden und solche mit mehrfach ungesättigten Fettsäuren (v.a. in verschiedenen Pflanzenfetten enthalten) zu bevorzugen. Ballaststoffhaltige Lebensmittel in der Diabetesdiät unterstützen die Senkung der postprandialen Blutglukosewerte und vermindern Blutglukoseschwankungen (s. Tabelle *Ballaststoffgehalt einiger Lebensmittel,* S. 216).
Die Nährstoffe, insbesondere die Kohlenhydrate, sollten auf mindestens 5 Mahlzeiten über den Tag verteilt werden:
1. und 2. Frühstück, Mittagessen, Vesper und Abendbrot.
Insulinspritzende Diabetiker benötigen manchmal ein 3. Frühstück und in der Regel eine zusätzliche Spätmahlzeit um 21.00 bzw. 22.00 Uhr. Es empfiehlt sich nicht, daß die Schwester den Patienten auffordert, vom 1. Frühstück eine Portion für das 2. Frühstück aufzuheben und vom Abendessen eine Spätmahlzeit abzuzweigen. Es ist günstiger, wenn eine Zwischenmahlzeit eigens serviert wird.
Die Lebensmittel, insbesondere die Kohlenhydratträger, müssen auf einer Waage abgewogen werden. Nicht verzehrte Kohlenhydratträger sollten zurückgewogen und registriert werden.

4. Anmerkung:
Reine Kohlenhydrate, wie Haushalts- und Traubenzucker, sind auch in Zubereitungen wie Bonbons, Schokolade, Kuchen, Honig, Marmelade, Bier, Süßwein, Likör und Limonaden enthalten und deshalb *nicht erlaubt*.
Fettreiche Nahrungsmittel mit mehr als 30% Fett i. Tr., wie Käse, Rahm, fette Wurst, Hering, Aal, Mayonnaise, Nüsse etc. sind zu meiden, falls ihre präzise Berechnung im Rahmen der Diätverordnung nicht gesichert ist. Um den Bedarf an Vitaminen und Wirkstoffen zu decken, soll die Diabetesdiät abwechslungsreich sein und täglich Brot, Kartoffeln, Milch, Obst und Gemüse enthalten.

Diät bei Diabetes mellitus

Zur Benutzung der Kohlenhydrataustauschtabelle:
Es ist für die Diabetiker wichtig, täglich eine gleichbleibende Kohlenhydratmenge zu verzehren. Dies setzt eine genaue Kenntnis des Kohlenhydratgehaltes der Lebensmittel voraus, die der „Kohlenhydrat-Austauschtabelle, Georg Thieme Verlag, Stuttgart", „BE-Austauschtabelle für Diabetiker mit Kalorienangabe, klinische Abteilung des Diabetes-Forschungs-Instituts an der Universität Düsseldorf, 6. überarbeitete Auflage 1983, Verlag Kirchheim + Co GmbH, Mainz" oder der „Kleinen Nährwerttabelle der Deutschen Gesellschaft für Ernährung e. V." entnommen werden können.
Um kohlenhydrathaltige Lebensmittel einfacher gegeneinander austauschen zu können, wurde der Begriff „Broteinheit" (BE) geschaffen. Eine Broteinheit enthält 12 g Kohlenhydrate. Die Kohlenhydrataustauschtabelle informiert, wieviel Gramm eines Lebensmittels 12 g Kohlenhydrate (1 BE) enthalten. Auch Zuckeraustauschstoffe sind nach BE zu berechnen.
Da Lebensmittel mit geringem KH-Gehalt (z. B. KH-arme Gemüsesorten) für den Diabetiker nicht in die BE-Anrechnung einzugehen brauchen (s. *Kohlenhydrataustauschtabelle* S. 232) entspricht die Anzahl der BE in den Tagesbeispielen nicht der Gesamt-KH-Menge dividiert durch 12, sondern sie ist kleiner.
Bei Kaubehinderung kann die Diabetesdiät „flüssig" (2.7) eingesetzt werden; bei Sondenernährung kommen die Formeldiäten 7.1.4.1 und 7.1.4.2 zur Anwendung.
Bei gleichzeitiger Nierenerkrankung stehen Diäten zur Verfügung, die beiden Erkrankungen Rechnung tragen (s. Diät 2.8.1 und 2.8.2).
Bei Magen-, Galle-, Leber-, Darm- und Pankreaserkrankungen und bei Ödemzuständen verschiedener Genese sind die Prinzipien dieser Diäten mit einzubeziehen.
Bei Übergewicht sind für den Diabetiker die Reduktionsdiäten mit 4,2 MJ = 4200 kJ (1000 kcal) oder 5 MJ = 5020 kJ (1200 kcal) zu verabreichen.

Diabetesdiät
ca. 6,3 MJ = 6370 kJ (1500 kcal)

ca. 75 g Eiweiß, 55 g Fett, 160 g Kohlenhydrate

	Menge	E tierisch	E pflanzlich	F	KH	BE	Energie	
	g	g	g	g	g		kJ	kcal
1. Frühstück								
Kaffee								
Trinkmilch, mind. 1,5% Fett	10				1		21	5
Vollkornbrot	50		4	1	23	2	502	120
Butter oder Margarine	5			4			159	38
Camembert, 30% F. i. Tr.	30	7		4			288	68
Kalorienreduzierte Fruchtzuckerkonfitüre	20				6	½	102	24
		7	4	9	30	2½	1072	231
2. Frühstück								
Joghurt, mind. 1,5% Fett	150	5		2	7	½	313	75
Mandarine (mit Schale)	150		1		12	1	221	53
		5	1	2	19	1½	534	128
Mittagessen								
Hirschragout								
Hirschfleisch	140	29		4			714	171
Diätspeiseöl	8			8			308	74
Zwiebeln	20				2		38	9
Rotkohl	150		2		7		170	41
Apfel	50				6	½	115	28
Zwiebeln	10				1		17	4
Margarine	5			4			159	38
Kartoffeln	130		3		24	2	473	113
Birnenkompott (Diätobstkonserve, Glas)	100				6	½	102	24
		29	5	16	46	3	2096	502
Vesper								
Kaffee								
Trinkmilch, mind. 1,5% Fett	10				1		21	5
Knäckebrot	15		2		12	1	240	58
Butter	5			4			159	38
Kalorienreduzierte Fruchtzuckerkonfitüre	20				6	½	102	24
			2	4	19	1½	522	125

Abkürzungen s. Verzeichnis S. XII

Diabetesdiät
ca. 6,3 MJ = 6370 kJ (1500 kcal)

ca. 75 g Eiweiß, 55 g Fett, 160 g Kohlenhydrate

	Menge	E tierisch	E pflanzlich	F	KH	BE	Energie	
	g	g	g	g	g		kJ	kcal
Abendessen								
Tee								
Pumpernickel	50		3	1	25	2	517	124
Butter oder Margarine	5			4			159	38
Hering in Gelee	80	10		10			592	141
Gemischter Salat								
Chinakohl	50				1		30	8
Paprika	50		1		2		59	14
Gartenkresse	10						19	5
Zwiebeln (Essig und Gewürze)	10				1		17	4
Speiseöl	4			4			154	37
		10	4	19	29	2	1547	371
Spätmahlzeit								
Knäckebrot	15		2		12	1	240	58
Schmelzkäse, 20% F. i. Tr.	30	8		3	2		276	66
Pfirsichkompott (Diätobstkonserve, Glas)	100				5	½	85	20
		8	2	3	19	1½	601	144
Zusammenfassung								
1. Frühstück		7	4	9	30	2½	1072	231
2. Frühstück		5	1	2	19	1½	534	128
Mittagessen		29	5	16	46	3	2096	502
Vesper			2	4	19	1½	522	125
Abendessen		10	4	19	29	2	1547	371
Spätmahlzeit		8	2	3	19	1½	601	144
		59	18	53	162	12	6372	1501
		77						
Energie %		22		33	45			

Abkürzungen s. Verzeichnis S. XII

Diabetesdiät
ca. 7,5 MJ = 7530 kJ (1800 kcal)

ca. 90 g Eiweiß, 65 g Fett, 190 g Kohlenhydrate

	Menge	E tierisch	E pflanzlich	F	GFS	MUFS	Cholesterin	KH	BE	Energie	
	g	g	g	g	g	g	mg	g		kJ	kcal
1. Frühstück											
Kaffee											
Trinkmilch, mind. 1,5% Fett	10							1		21	5
Graubrot	50		3	1				26	2	530	127
Diätmargarine	5			4	1	2				159	38
Edamer-Käse, 30% F. i. Tr.	30	8		5	3		17	1		351	84
Diabetiker-konfitüre	25							12	1	200	47
		8	3	10	4	2	17	40	3	1261	301
2. Frühstück											
Knäckebrot	15		2					12	1	240	58
Diätmargarine	5			4	1	2				159	38
Apfel	100							13	1	230	55
			2	4	1	2		25	2	629	151
Mittagessen											
Rinderroulade											
Rindfleisch, Keule	120	25		9	5		84			798	191
Gurke	40							1		17	4
Zwiebeln	20							2		38	9
Diätspeiseöl	5			5	1	4				195	47
Paprikagemüse	150		2					7		176	42
Diätspeiseöl	5			5	1	4				195	47
Kartoffeln	130		3					24	2	473	113
Aprikosen (mit Stein)	110		1					12	1	226	54
		25	6	19	7	8	84	46	3	2118	507

Abkürzungen s. Verzeichnis S. XII

Diabetesdiät
ca. 7,5 MJ = 7530 kJ (1800 kcal)

ca. 90 g Eiweiß, 65 g Fett, 190 g Kohlenhydrate

	Menge	E tierisch	E pflanzlich	F	GFS	MUFS	Cholesterin	KH	BE	Energie	
	g	g	g	g	g	g	mg	g		kJ	kcal
Vesper											
Trinkmilch, mind. 1,5% Fett	250	8		4	3		13	12	1	513	121
Schwarzbrot	25		2					12	1	251	60
Diätmargarine	5			4	1	2				159	38
			2	8	4	2	13	24	2	923	221
Abendessen											
Tee											
Roggenmischbrot	75		5	1				38	3	803	192
Diätmargarine	5			4	1	2				159	38
Rotbarsch, geräuchert	50	12		3	1	1	35			329	79
Corned beef	40	9		5	3		28			360	86
Gemischter Salat											
Blattsalat	20									13	3
Tomate	100		1					3		79	19
Zwiebel (Essig und Gewürze)	10							1		17	4
Diätspeiseöl	5			5	1	4				195	47
		21	6	18	6	7	63	42	3	1955	468
Spätmahlzeit											
Knäckebrot	15		2					12	1	240	58
Diätmargarine	5			4	1	2				159	38
Schmelzkäse, 20% F. i. Tr.	30	5		3	2		9	3		246	59
		5	2	7	3	2	9	15	1	645	155

Abkürzungen s. Verzeichnis S. XII

Diabetesdiät
ca. 7,5 MJ = 7530 kJ (1800 kcal)

ca. 90 g Eiweiß, 65 g Fett, 190 g Kohlenhydrate

	E tierisch	E pflanzlich	F	GFS	MUFS	Cholesterin	KH	BE	Energie	
	g	g	g	g	g	mg	g		kJ	kcal
Zusammenfassung										
1. Frühstück	8	3	10	4	2	17	40	3	1261	301
2. Frühstück		2	4	1	2		25	2	629	151
Mittagessen	25	6	19	7	8	84	46	3	2118	507
Vesper	8	2	8	4	2	13	24	2	923	221
Abendessen	21	6	18	6	7	63	42	3	1955	468
Spätmahlzeit	5	2	7	3	2	9	15	1	645	155
	67	21	66	25	23	186	192	14	7531	1803
	88			P/S-Quotient 0,9						
Energie %	20		35				45			

Abkürzungen s. Verzeichnis S. XII

Diabetesdiät
ca. 8,8 MJ = 8860 kJ (2100 kcal)

ca. 95 g Eiweiß, 80 g Fett, 235 g Kohlenhydrate

	Menge	E tierisch	E pflanzlich	F	GFS	MUFS	Cholesterin	KH	BE	Energie	
	g	g	g	g	g	g	mg	g		kJ	kcal
1. Frühstück											
Kaffee											
Trinkmilch, mind. 1,5% Fett	10							1		21	5
Graubrot	75		5	1				38	3	794	190
Diätmargarine	10			8	2	5				318	76
Hüttenkäse, 20% F. i. Tr.	40	6		2	1		8	1		209	50
		6	5	11	3	5	8	40	3	1342	321
2. Frühstück											
Trinkmilch, mind. 1,5% Fett	250	8		4	3		13	12	1	513	123
Knäckebrot	15		2					12	1	240	58
Diätmargarine	10			8	2	5				318	76
Apfelsine (ohne Schale)	100		1					12	1	226	54
		8	3	12	5	5	13	36	3	1297	311
Mittagessen											
Schmorbraten, Jus											
Rindfleisch, Keule	140	29		10	5		98			931	223
Diätspeiseöl	5			5	1	4				195	47
Selleriesalat											
Knollensellerie	150		2	1				11		239	57
Zwiebeln (Essig, Gewürze)	10							1		17	4
Diätspeiseöl	5			5	1	4				195	47
Gekochte Kartoffelklöße											
Kartoffelkloßpulver	50 }		4	1				38	3	743	178
Wasser	100 }										
Pfirsich (mit Stein)	120		1					12	1	192	46
		29	7	22	7	8	98	62	4	2512	602

Abkürzungen s. Verzeichnis S. XII

2.3 Tagesbeispiel

Diabetesdiät
ca. 8,8 MJ = 8860 kJ (2100 kcal)

ca. 95 g Eiweiß, 80 g Fett, 235 g Kohlenhydrate

	Menge	E tierisch	E pflanzlich	F	GFS	MUFS	Cholesterin	KH	BE	Energie	
	g	g	g	g	g	g	mg	g		kJ	kcal
Vesper											
Kaffee											
Trinkmilch, mind. 1,5% Fett	10							1		21	5
Pumpernickel	50		3	1				25	2	517	124
Butter	10			8	5		24			326	78
Diätkonfitüre	25							12	1	200	47
			3	9	5		24	38	3	1064	254
Abendessen											
Tee											
Roggenmischbrot	50		3	1				26	2	536	128
Diätmargarine	5			4	1	2				159	38
Rinderschinken	30	12		3	2		21			331	79
Harzer-Käse	30	9								176	42
Eisbergsalat	50		1					1		30	8
Zwiebel (Essig und Gewürze)	10							1		17	4
Diätspeiseöl	4			4	1	3				154	37
Aprikosenkompott (Diätobstkonserve, Glas)	100							6	½	102	24
		21	4	12	4	5	21	34	2½	1505	360
Spätmahlzeit											
Weizenschrotbrot	50		4	1				24	2	523	125
Diätmargarine	10			8	2	5				326	78
Camembert, 30% F. i. Tr.	30	7		4	2		14			291	69
		7	4	13	4	5	14	24	2	1140	272

Abkürzungen s. Verzeichnis S. XII

Diabetesdiät
ca. 8,8 MJ = 8860 kJ (2100 kcal)

ca. 95 g Eiweiß, 80 g Fett, 235 g Kohlenhydrate

	E tie-risch g	E pflanz-lich g	F g	GFS g	MUFS g	Chole-sterin mg	KH g	BE	Energie kJ	Energie kcal
Zusammenfassung										
1. Frühstück	6	5	11	3	5	8	40	3	1342	321
2. Frühstück	8	3	17	5	5	13	36	3	1297	311
Mittagessen	29	7	22	7	8	98	62	4	2512	602
Vesper		3	9	5		24	38	3	1064	254
Abendessen	21	4	12	4	5	21	34	2½	1505	360
Spätmahlzeit	7	4	13	4	5	14	24	2	1140	272
	71	26	79	28	28	178	234	17½	8860	2120
	97			P/S-Quotient 1,0						
Energie %	19		35				46			

Abkürzungen s. Verzeichnis S. XII

Diabetesdiät, ca. 10 MJ = 10 040 kJ (2400 kcal)

ca. 100 g Eiweiß, 90 g Fett, 270 g Kohlenhydrate

	Menge	E tierisch	E pflanzlich	F	GFS	MUFS	Cholesterin	KH	BE	Energie	
	g	g	g	g	g	g	mg	g		kJ	kcal
1. Frühstück											
Kaffee											
Trinkmilch, mind. 1,5% Fett	10							1		21	5
Graubrot	75		5	1				38	3	794	190
Diätmargarine	10			8	2	5				318	76
Speisequark, 20% F. i. Tr.	50	6		3	2		9	2		243	58
Birne	90		1					13	1	211	50
		6	6	12	4	5	9	54	4	1587	379
2. Frühstück											
Trinkmilch, mind. 1,5% Fett	250	8		4	2		13	12	1	513	123
Pumpernickel	50		3	1				25	2	517	124
Diätmargarine	10			8	2	5				318	76
		8	3	13	4	5	13	37	3	1348	323
Mittagessen											
Gebratenes Schweineschnitzel											
Schweineschnitzel	140	29		11	5	1	98			984	235
Diätspeiseöl	5			5	1	4				195	47
Kartoffeln	195		4					36	3	710	170
Bunter Krautsalat											
Weißkraut	130		2					5		130	31
Gurke	10									4	1
Tomate	10									8	2
Zwiebeln (Essig und Gewürze)	10							1		17	4
Diätspeiseöl	5			5	1	4				195	47
Kirschen, sauer (mit Stein)	110		1					12	1	226	54
		29	7	21	7	9	98	54	4	2459	591

Abkürzungen s. Verzeichnis S. XII

Diabetesdiät
ca. 10 MJ = 10040 kJ (2400 kcal)

ca. 100 g Eiweiß, 90 g Fett, 270 g Kohlenhydrate

	Menge	E tierisch	E pflanzlich	F	GFS	MUFS	Cholesterin	KH	BE	Energie	
	g	g	g	g	g	g	mg	g		kJ	kcal
Vesper											
Kaffee											
Trinkmilch, mind. 1,5% Fett	10							1		21	5
Roggenschrotbrot	50		4	1				23	2	502	120
Diätmargarine	10			8	2	5				318	76
Diabetikerpflaumenmus	25							12	1	200	47
			4	9	2	5		36	3	1041	248
Abendessen											
Tee											
Weizenvollkornbrot	100		8	1				48	4	1004	240
Diätmargarine	15			12	3	7				477	114
Currygeflügelsalat											
Hühnerfleisch, gekocht	50	13		2	1		38			300	72
Champignons (Dose)	50		1					2		53	13
Zwiebeln (Essig und Gewürze)	10							1		17	4
Diätspeiseöl	5			5	1	4				195	47
Lachsschinken	20	5		2	1		21			180	43
		18	9	22	6	11	59	51	4	2226	533
Spätmahlzeit											
Knäckebrot	30		3					24	2	481	115
Diätmargarine	10			8	2	5				318	76
Edamerkäse, 30% F. i. Tr.	30	8		5	3		17	1		351	84
Mandarine (mit Schale)	150		1					12	1	221	53
		8	4	13	5	5	17	37	3	1371	328

Abkürzungen s. Verzeichnis S. XII

Diabetesdiät
ca. 10 MJ = 10040 kJ (2400 kcal)

ca. 100 g Eiweiß, 90 g Fett, 270 g Kohlenhydrate

	E tierisch	E pflanzlich	F	GFS	MUFS	Cholesterin	KH	BE	Energie	
	g	g	g	g	g	mg	g		kJ	kcal
Zusammenfassung										
1. Frühstück	6	6	12	4	5	9	54	4	1587	379
2. Frühstück	8	3	13	4	5	13	37	3	1348	323
Mittagessen	29	7	21	7	9	98	54	4	2469	591
Vesper		4	9	2	5		36	3	1041	248
Abendessen	18	9	22	6	11	59	51	4	2226	533
Spätmahlzeit	8	4	13	5	5	17	37	3	1371	328
	69	33	90	28	40	196	269	21	10042	2402
	102			P/S-Quotient 1,4						
Energie %	18		35				47			

Abkürzungen s. Verzeichnis S. XII

Diabetesdiät, ca. 11,4 MJ = 11400 kJ (2700 kcal)

ca. 110 g Eiweiß, 100 g Fett, 315 g Kohlenhydrate

	Menge	E tierisch	E pflanzlich	F	GFS	MUFS	Cholesterin	KH	BE	Energie	
	g	g	g	g	g	g	mg	g		kJ	kcal
1. Frühstück											
Kaffee											
Trinkmilch, mind. 1,5% Fett	10							1		21	5
Roggenvollkornbrot	75		6	1				35	3	753	180
Diätmargarine	5			4	1	2				159	38
Bierschinken	40	6		8	4	1	34			420	100
Diabetikerkonfitüre	25							12	1	200	47
		6	6	13	5	3	34	48	4	1553	370
2. Frühstück											
Trinkmilch, mind. 1,5% Fett	250	8		4	2		13	12	1	513	123
Graubrot	50		3	1				26	2	530	127
Diätmargarine	10			8	2	5				318	76
Limburger-Käse, 20% F. i. Tr.	30	8		3	2		9	1		255	61
Apfelsine (mit Schale)	140		1					12	1	226	54
		16	4	16	6	5	22	51	4	1842	441
Mittagessen											
Gebratenes Rotbarschfilet	150	27		5	2	1	105			716	171
Diätspeiseöl	8			8	1	6				311	74
Kartoffelsalat											
Kartoffeln	260		5					48	4	946	226
Salatmayonnaise, 50% Fett	20			10	1	6	10	1		427	102
Zwiebeln (Essig und Gewürze)	10							1		17	4
Gemischter Salat											
Tomaten	50		1					2		40	10
Bohnen (Dose)	50		1					2		48	12
Endivien	15									11	3
Zwiebeln (Essig und Gewürze)	10							1		17	4
Diätspeiseöl	5			5	1	4				195	47
Diabetikerpflaumenkompott (Glas)	150							12	1	204	48
		27	7	28	5	17	115	67	5	2932	701

Abkürzungen s. Verzeichnis S. XII

Diabetesdiät
ca. 11,4 MJ = 11400 kJ (2700 kcal)

ca. 110 g Eiweiß, 100 g Fett, 315 g Kohlenhydrate

	Menge	E tierisch	E pflanzlich	F	GFS	MUFS	Cholesterin	KH	BE	Energie	
	g	g	g	g	g	g	mg	g		kJ	kcal
Vesper											
Milchkakao											
Trinkmilch, mind. 1,5% Fett	250	8		4	2		13	12	1	513	123
Kakaopulver, schwach entölt (Süßstoff)	5		1	1				2		99	24
Weizenschrotbrot	50		4	1				24	2	523	125
Diätmargarine	5			4	1	2				159	38
Diabetikerkonfitüre	25							12	1	200	47
		8	5	10	3	2	13	50	4	1494	357
Abendessen											
Tee											
Roggenvollkornbrot	100		7	1				46	4	1004	240
Diätmargarine	15			12	3	7				477	114
„Kassler-Rippchen", gekocht	50	11		7	3	1	35			473	113
Chicoréesalat	80		1					2		54	13
Zwiebeln	10							1		17	4
Diätspeiseöl	5			5	1	4				195	47
Apfel	100							13	1	230	55
		11	8	25	7	12	35	62	5	2450	586
Spätmahlzeit											
Knäckebrot	30		3					23	2	481	115
Diätmargarine	5			4	1	2				159	38
Camembert, 30% F. i. Tr.	30	7		4	2		14			291	69
Mandarine (mit Schale)	150		1					12	1	221	53
		7	4	8	3	2	14	35	3	1152	275

Abkürzungen s. Verzeichnis S. XII

Diabetesdiät
ca. 11,4 MJ = 11400 kJ (2700 kcal)

ca. 110 g Eiweiß, 100 g Fett, 315 g Kohlenhydrate

	E tierisch g	E pflanzlich g	F g	GFS g	MUFS g	Cholesterin mg	KH g	BE	Energie kJ	Energie kcal
Zusammenfassung										
1. Frühstück	6	6	13	5	3	34	48	4	1553	370
2. Frühstück	16	4	16	6	5	22	51	4	1842	441
Mittagessen	27	7	28	5	17	115	67	5	2932	701
Vesper	8	5	10	3	2	13	50	4	1494	357
Abendessen	11	8	25	7	12	35	62	5	2450	586
Spätmahlzeit	7	4	8	3	2	14	35	3	1152	275
	75	34	100	29	41	233	313	25	11423	2730
	109			P/S-Quotient 1,4						
Energie %	17		35				48			

Abkürzungen s. Verzeichnis S. XII

Diabetesdiät, ca. 12,5 MJ = 12550 kJ (3000 kcal)

ca. 120 g Eiweiß, 120 g Fett, 320 g Kohlenhydrate

	Menge	E tierisch	E pflanzlich	F	GFS	MUFS	Cholesterin	KH	BE	Energie	
	g	g	g	g	g	g	mg	g		kJ	kcal
1. Frühstück											
Kaffee											
Trinkmilch, mind. 1,5% Fett	10							1		21	5
Roggenmischbrot	75		5	1				38	3	803	192
Diätmargarine	10			8	2	5				318	76
Fleischwurst	40	5		11	5	1	34			528	126
Hüttenkäse, 20% F. i. Tr.	40	6		2	1		6	1		209	50
Diabetikerkonfitüre	25							12	1	200	47
		11	5	22	8	6	40	52	4	2079	496
2. Frühstück											
Trinkmilch, mind. 1,5% Fett	250	8		4	2		13	12	1	513	123
Pumpernickel	50		3	1				25	2	517	124
Diätmargarine	10			8	2	5				318	76
Edamer-Käse 30% F. i. Tr.	30	8		5	3		14	1		351	84
Apfelsine (mit Schale)	140		1					12	1	226	54
		16	4	18	7	5	27	50	4	1925	461
Mittagessen											
Ungarisches Gulasch											
Rindfleisch, Schulter	150	31		9	5		105			948	227
Diätspeiseöl	8			8	1	6				308	74
Zwiebeln	80		1					8		151	36
Tomatenmark	20							2		42	10
Reis	45		3					35	3	693	166
Diätspeiseöl	4			4	1	3				154	37
Gemischter Salat											
Paprika	50							2		59	14
Tomate	50							2		40	10
Bohnen, grün (Dose)	50		2					2		48	12
Chinakohl	30							1		21	5
Zwiebeln (Essig und Gewürze)	10							1		17	4
Diätspeiseöl	8			8	1	6				308	74
Diabetikermirabellenkompott (Glas)	150							12	1	204	48
		31	6	29	8	15	105	65	4	2993	717

Abkürzungen s. Verzeichnis S. XII

Diabetesdiät, ca. 12,5 MJ = 12550 kJ (3000 kcal)

ca. 120 g Eiweiß, 120 g Fett, 320 g Kohlenhydrate

	Menge	E tierisch	E pflanzlich	F	GFS	MUFS	Cholesterin	KH	BE	Energie	
	g	g	g	g	g	g	mg	g		kJ	kcal
Vesper											
Kaffee											
Trinkmilch, 1,5% Fett	10							1		21	5
Graubrot	75		5	1				38	3	794	190
Diätmargarine	10			8	2	5				318	76
Magerquark	40	5						2		130	31
Diabetikerapfelkraut	20							12	1	204	48
		5	5	9	2	5		53	4	1477	350
Abendessen											
Tee											
Englischer Selleriesalat											
Staudensellerie (roh)	60		1					1		54	13
Gekochter Schinken (Dose)	30	6		4	2		21			271	65
Ei, hart gekocht	20	3		2	1		94			138	33
Birne	20							3		47	11
Diätspeiseöl	5			5	1	4				195	47
(Essig und Gewürze)											
Roggenvollkornbrot	100		7	1				46	4	1004	240
Diätmargarine	15			12	3	7				477	114
Tilsiter-Käse, 30% F. i. Tr.	30	9		5	3		17			372	89
		18	8	29	10	11	132	50	4	2558	612
Spätmahlzeit											
Joghurt, mind. 1,5% Fett	150	5		2	1		18	7	½	314	75
Roggenbrot	50		3	1				26	2	530	127
Diätmargarine	10			8	2	5				318	76
Apfel	150		1	1				19	1½	345	83
		5	4	12	3	5	18	52	4	1507	361

Abkürzungen s. Verzeichnis S. XII

Diabetesdiät
ca. 12,5 MJ = 12550 kJ (3000 kcal)

ca. 120 g Eiweiß, 120 g Fett, 320 g Kohlenhydrate

	E tierisch	E pflanzlich	F	GFS	MUFS	Cholesterin	KH	BE	Energie	
	g	g	g	g	g	mg	g		kJ	kcal
Zusammenfassung										
1. Frühstück	11	5	22	8	6	40	52	4	2079	496
2. Frühstück	16	4	18	7	5	27	50	4	1925	461
Mittagessen	31	6	29	8	15	105	65	4	2993	717
Vesper	5	5	9	2	5		53	4	1477	350
Abendessen	18	8	29	10	11	132	50	4	2558	612
Spätmahlzeit	5	4	12	3	5	18	52	4	1507	361
	86	32	119	38	47	322	322	24	12539	2997
	118		P/S-Quotient 1,2							
Energie %	17		37				46			

Abkürzungen s. Verzeichnis S. XII

Diabetesdiät „flüssig" nach Kieferoperation, ca. 8,0 MJ = 7950 kJ (1900 kcal)

ca. 80 g Eiweiß, 80 g Fett, 190 g Kohlenhydrate

	Menge	E tierisch	E pflanzlich	F	KH	BE	Energie	
	g	g	g	g	g		kJ	kcal
1. Frühstück								
Suppe								
Trinkmilch 3,5% Fett	250	9		9	13	1	690	165
Haferflocken	18		2	1	12	1	303	72
		9	2	10	25	2	993	237
2. Frühstück								
Mix								
Trinkmilch 3,5% Fett	250	9		9	13	1	690	165
Zwieback	20		2	1	14	1	331	79
		9	2	10	27	2	1021	244
Mittagessen								
Suppe								
Bouillon	300	3		3	1		188	45
Rindfleisch (Hüfte, gekocht, püriert)	60	11		8			515	123
Butter	5			4			326	78
Grieß	16		2		12	1	248	59
Eigelb	20	3		6			314	75
Orangensaft, frisch gepreßt }	180		1		18	1½	354	85
Malto Dextrin 19[a] }	15				14	1	243	58
		17	3	21	45	3½	2188	523
Vesper								
Mix								
Trinkmilch 3,5% Fett	250	9		9	13	1	690	165
Zwieback	20		2	1	14	1	331	79
		9	2	10	27	2	1021	244

[a] „Malto Dextrin" ist ein Oligosaccharid, das leicht und ohne Belastung der Verdauungsorgane zu Glukose gespalten und als solche resorbiert wird. Spaltung und Resorption verlaufen verhältnismäßig langsam, so daß ein übermäßiger und zu rascher Blutzuckeranstieg vermieden wird. „Malto Dextrin" ist geschmacksneutral.

Abkürzungen s. Verzeichnis S. XII

Diabetesdiät „flüssig“ nach Kieferoperation, ca. 8,0 MJ = 7950 kJ (1900 kcal)

ca. 80 g Eiweiß, 80 g Fett, 190 g Kohlenhydrate

	Menge	E tierisch	E pflanzlich	F	KH	BE	Energie	
	g	g	g	g	g		kJ	kcal
Abendessen								
Suppe								
Bouillon	300	3		3	1		188	45
Rindfleisch (Hüfte, gekocht, püriert)	60	11		8			515	123
Eigelb	20	3		6			314	75
Mehl	18		2		13	1	154	37
Apfelsaft	160				18	1½	315	75
Malto Dextrin 19[a]	15				14	1	243	58
		17	2	17	46	3½	1729	413
Spätmahlzeit								
Mix								
Trinkmilch 3,5% Fett	250	9		9	13	1	690	165
Zwieback	10		1	1	7	½	166	40
		9	1	10	20	1½	856	205
Zusammenfassung								
1. Frühstück		9	2	10	25	2	993	237
2. Frühstück		9	2	10	27	2	1021	244
Mittagessen		17	3	21	45	3½	2188	523
Vesper		9	2	10	27	2	1021	244
Abendessen		17	2	17	46	3½	1729	413
Spätmahlzeit		9	1	10	20	1½	856	205
		70	12	78	190	14½	7808	1866
		82						
Energie %		18		40	42			

[a] „Malto Dextrin“ ist ein Oligosaccharid, das leicht und ohne Belastung der Verdauungsorgane zu Glukose gespalten und als solche resorbiert wird. Spaltung und Resorption verlaufen verhältnismäßig langsam, so daß ein übermäßiger und zu rascher Blutzuckeranstieg vermieden wird. „Malto Dextrin“ ist geschmacksneutral.

Abkürzungen s. Verzeichnis S. XII

Eiweißarme Diabetesdiät

(Synonym: „Nierendiät" bzw. Kartoffel-Ei-Diät bei Diabetikern)

1. Indikation:
   Bei allen Formen der chronischen Niereninsuffizienz im Stadium der Präurämie mit Kreatininspiegeln im Serum über 8 mg/dl, bzw. bei Absinken der glomerulären Filtration unter 10 ml/min/1,73 m^2.

2. Klinische Grundlagen:
   s. eiweißarme Diät (5.3.1–5.3.7).

3. Prinzip der Diät:
   s. eiweißarme Diät (5.3.1–5.3.7).
   Eine eiweißarme Diät muß notwendigerweise kohlenhydratreicher sein als die übrigen Diabetesdiäten.
   Mit einer Verschlechterung des Kohlenhydratstoffwechsels ist in der Regel nicht zu rechnen, da sich die Kohlenhydrattoleranz im Stadium der fortgeschrittenen Niereninsuffizienz bei Diabetikern meist bessert, ggf. muß die Dosis des Insulins erhöht werden.

4. Anmerkung:
   Bei der Verordnung der eiweißarmen Diät ist das Körpergewicht zu beachten.
   Für die streng eiweißarmen Diäten werden angeboten:
   1. Diät mit 25 g Eiweiß für ein Körpergewicht zwischen 65 bis 70 kg (s. Diät 2.8.1).
   2. Diät mit 30 g Eiweiß für ein Körpergewicht über 70 kg (s. Diät 2.8.2).
      Nicht erlaubte Lebensmittel s. eiweißarme Diäten.

2.8.1 Tagesbeispiel

Streng eiweißarme Diabetesdiät, ca. „25 g Eiweiß“, natriumarm, 8,8 MJ = 8790 kJ (2100 kcal)

ca. 95 g Fett, 265 g Kohlenhydrate, 975 mg Natrium (42 mmol), 2650 mg Kalium (68 mmol)

	Menge	E tierisch	E pflanzlich	F	GFS	MUFS	Cholesterin	KH	BE	Na	K	Energie	
	g	g	g	g	g	g	mg	g		mg	mg	kJ	kcal
1. Frühstück													
Kaffee													
Sahne 28% Fett	10	0,2		3	2		10			3	8	126	30
Eiweißarmes Brot[a]	60		0,7	1				33	2¾	150	42	632	151
Diätmargarine	15			12	3	7				11	1	477	114
Doppelrahmfrischkäse 60% F. i. Tr.	20	2,9		6	4		21			68	16	297	71
Diabetikerkonfitüre	25							12	1		16	197	47
		3,1	0,7	22	9	7	31	45	3¾	232	83	1729	413
2. Frühstück													
Eiweißarmes Brot[a]	40		0,5	1				22	1¾	100	28	422	101
Diätmargarine	10			8	2	5				8	1	305	73
Vegetarische Aufstrichpastete	25		1,7	4				3		100	175	238	57
Birne	90		0,5					12	1	2	108	221	53
			2,7	13	2	5		37	2¾	210	312	1186	284
Mittagessen													
„Makaire-Kartoffeln“													
Gekochte, gestampfte Kartoffeln	150		3,0					28	2¼	5	780	531	127
Fetter Speck	15	0,3		13	6	1	15			64	1	535	128
Zwiebeln	20		0,2					2		2	35	37	9
Petersilie													
Verschlagenes Vollei	20	2,6		2	1		94			29	29	138	33
Kohlrabi	200		3,8					9		20	780	217	52
Diätmargarine	10			8	2	5				8	1	305	73
Frische Aprikosen (mit Stein)	110		0,9					12	1	1	300	225	54
		2,9	7,9	23	9	6	109	51	3¼	129	1926	1988	476
Vesper													
Kaffee													
Sahne 28% Fett	10	0,2		3	2		10			3	8	126	30
Eiweißarmes Brot[a]	60		0,7	1				33	2¾	150	42	632	151
Diätmargarine	10			8	2	5				8	1	305	73
Diabetikerkonfitüre	25							12	1		16	197	47
		0,2	0,7	12	4	5	10	45	3¾	161	67	1260	301

[a] Eiweißarmes Brot, hergestellt aus Fertigmehlmischung; Bezugsquelle s. „Grüne Liste 1983“

Abkürzungen s. Verzeichnis S. XII

Streng eiweißarme Diabetesdiät, ca. „25 g Eiweiß“, natriumarm, 8,8 MJ = 8790 kJ (2100 kcal)

ca. 95 g Fett, 265 g Kohlenhydrate, 975 mg Natrium (42 mmol), 2650 mg Kalium (68 mmol)

	Menge	E tierisch	E pflanzlich	F	GFS	MUFS	Cholesterin	KH	BE	Na	K	Energie	
	g	g	g	g	g	g	mg	g		mg	mg	kJ	kcal
Abendessen													
Apfelsaft	170		0,1					19	1½	3	187	334	80
Eischeiben auf Gemüsesalat													
Hart gekochtes Ei	20	2,6		2	1		94			29	29	138	33
Kartoffeln	150		3,0					28	2¼	5	780	531	127
Champignons (Dose)	20		0,4					1		64	26	12	3
Möhren (Dose)	20		0,1					1		12	28	25	6
Bohnen (Dose)	20		0,2					1		55	30	20	5
Zwiebeln	10		0,1					1		1	17	17	4
Diätspeiseöl	15			14	2	10						585	140
		2,6	3,9	16	3	10	94	51	3¾	169	1097	1662	398
Spätmahlzeit													
Eiweißarmes Brot[a]	60		0,7	1				33	2¾	150	42	632	151
Diätmargarine	10			8	2	5				8	1	305	73
Tomatenscheiben	40		0,4					1		2	120	33	8
			1,1	9	2	5		34	2¾	160	163	970	232
Zusammenfassung													
1. Frühstück		3,1	0,7	22	9	7	31	45	3¾	232	83	1729	413
2. Frühstück			2,7	13	2	5		37	2¾	122	312	1188	284
Mittagessen		2,9	7,9	23	9	6	109	51	3¼	129	1926	1988	476
Vesper		0,2	0,7	12	4	5	10	45	3¾	161	67	1260	301
Abendessen		2,6	3,9	16	3	10	94	51	3¾	169	1097	1662	398
Spätmahlzeit			1,1	9	2	5		34	2¾	160	163	970	232
		8,8	17,0	95	29	38	244	263	20	973	2648	8797	2104
		25,8			P/S-Quotient 1,3								
Energie %		5		43				52					
Elektrolyte mmol/l										42	68		
NaCl g										2,5[b]			

[a] Eiweißarmes Brot, hergestellt aus Fertigmehlmischung; Bezugsquelle s. „Grüne Liste 1983“
[b] Durch Gabe abgewogener NaCl-Mengen auf 2000 mg Natrium, bzw. dem Bedarf entsprechend zu ergänzen

Abkürzungen s. Verzeichnis S. XII

Streng eiweißarme Diabetesdiät, ca. „30 g Eiweiß", natriumarm, 10,2 MJ = 10150 kJ (2425 kcal)

ca. 115 g Fett, 310 g Kohlenhydrate, 1040 mg Natrium (45 mmol), 3860 mg Kalium (99 mmol)

	Menge	E tierisch	E pflanzlich	F	GFS	MUFS	Cholesterin	KH	BE	Na	K	Energie	
	g	g	g	g	g	g	mg	g		mg	mg	kJ	kcal
1. Frühstück													
Kaffee													
Sahne 28% Fett	10	0,2		3	2		10			3	8	126	30
Eiweißarmes Brot[a]	80		0,9	2				44	3½	200	56	844	202
Diätmargarine	15			12	3	7				11	1	477	114
Sahnequark 40% F. i. Tr.	20	2,4		2	1		7	1		6	21	138	33
Diabetikerkonfitüre	25							12	1		16	197	47
		2,6	0,9	19	6	7	17	57	4½	220	102	1782	426
2. Frühstück													
Trinkmilch 3,5% Fett	100	3,5		4	2		12	5	½	50	160	275	66
Eiweißarmes Brot[a]	40		0,5	1				22	1¾	100	28	422	101
Diätmargarine	10			8	2	5				8	1	305	73
Orange, ohne Schale	130		1,3					12	1	4	221	292	70
		3,5	1,8	13	4	5	12	39	3¼	162	410	1294	310
Mittagessen													
Gegrillter Kartoffelschaschlik in Alufolie													
Rohe Kartoffeln mit Schale	225		4,5					34	2¾	34	945	640	153
Fetter Speck	15	0,3		13	6	1	15			64	1	535	128
Zwiebeln	80		1,0					8	¾	7	140	150	36
Remoulade													
Majonnaise 80% Fett	20	0,3		17	2	10	12			96	4	648	155
Hart gekochtes Ei	25	3,2		3	1	1	118			35	38	175	42
Zwiebeln, Kräuter	10		0,1					1		1	17	17	4
Gegrillte Tomaten	150		1,4					5		9	450	120	29
Diätspeiseöl	5			5	1	4						194	47
Apfel	150		0,5					18	1½	3	210	326	78
		3,8	7,5	38	10	16	145	66	5	249	1805	2805	672
Vesper													
Eiweißarmes Brot[a]	60		0,7	1				33	2¾	150	42	632	151
Diätmargarine	10			8	2	5				8	1	305	73
Diabetikerkonfitüre	25							12	1		16	197	47
			0,7	9	2	5		45	3¾	158	59	1134	271

[a] Eiweißarmes Brot, hergestellt aus Fertigmehlmischung; Bezugsquelle s. „Grüne Liste 1983"

Abkürzungen s. Verzeichnis S. XII

Streng eiweißarme Diabetesdiät, ca. „30 g Eiweiß", natriumarm, 10,2 MJ = 10 150 kJ (2425 kcal)

ca. 115 g Fett, 310 g Kohlenhydrate, 1040 mg Natrium (45 mmol), 3860 mg Kalium (99 mmol)

	Menge	E tierisch	E pflanzlich	F	GFS	MUFS	Cholesterin	KH	BE	Na	K	Energie	
	g	g	g	g	g	g	mg	g		mg	mg	kJ	kcal
Abendessen													
Tee													
Reibekuchen													
Geriebene Kartoffeln	225		4,5					43	3½	7	1170	799	191
Vollei	25	3,2		3	1	1	118			35	38	175	42
Zwiebel	10		0,1					1		1	17	17	4
Diätspeiseöl	10			10	1	7						389	93
Eiweißarmes Brot[a]	40		0,5	1				22	1¾	100	28	422	101
Diätmargarine	10			8	2	5				8	1	305	73
		3,2	5,1	22	4	13	118	66	5¼	151	1254	2107	504
Spätmahlzeit													
Grapefruitsaft	120		0,6					12	1	1	198	150	36
Eiweißarmes Brot[a]	40		0,5	1				22	1¾	100	28	422	101
Butter	15			12	8		42			1	2	489	117
			1,1	13	8		42	34	2¾	102	228	1061	254
Zusammenfassung													
1. Frühstück		2,6	0,9	19	6	7	17	57	4½	220	102	1792	426
2. Frühstück		3,5	1,8	13	4	5	12	39	3¼	162	410	1294	310
Mittagessen		3,8	7,5	38	10	16	145	66	5	249	1805	2805	672
Vesper			0,7	9	2	5		45	3¾	158	59	1134	271
Abendessen		3,2	5,1	22	4	13	118	66	5¼	151	1254	2107	504
Spätmahlzeit			1,1	13	8		42	34	2¾	102	228	1061	254
		13,1	17,1	114	34	46	334	307	24½	1042	3858	10183	2437
		30,2				P/S-Quotient 1,4							
Energie %			5	43			52						
Elektrolyte mmol/l										45	99		
NaCl g										2,6[b]			

[a] Eiweißarmes Brot, hergestellt aus Fertigmehlmischung; Bezugsquelle s. „Grüne Liste 1983"
[b] Durch Gabe abgewogener NaCl-Mengen auf 2000 mg Natrium, bzw. dem Bedarf entsprechend zu ergänzen

Abkürzungen s. Verzeichnis S. XII

Kohlenhydrattag
180 g Kohlenhydrate (15 BE)

1. Indikation:
   Diabetische Ketose.

2. Klinische Grundlagen:
   Der vermehrten Bildung von Ketonkörpern liegt bei Diabetikern ein Insulinmangel zugrunde, der häufig mit einem Mangel an Kohlenhydraten verbunden ist.

3. Prinzip der Diät:
   Eine fast ausschließliche Kohlenhydraternährung mit verzögerter Resorption stellt eine geringe Belastung für den Stoffwechsel dar und ist gleichermaßen gut geeignet bei einer Ketose und bei insulinbehandelten, stoffwechselschwankenden Patienten. Ein Kohlenhydrattag sollte auf 1 Tag, höchstens 2 Tage begrenzt werden, danach ist auf Diabetesdiät (S. 10) überzugehen.

Kohlenhydrattag
180 g Kohlenhydrate (15 BE)

1. Frühstück:	2 BE:	1 BE Haferflocken als Suppe 1 BE Obst
2. Frühstück:	3 BE:	2 BE Haferflocken } als Müsli 1 BE Obst }
Mittagessen:	3 BE:	2 BE Reis Gemüse, unter 5 g KH 1 BE Obst
Vesper:	2 BE:	1 BE Zwieback 1 BE Obst
Abendessen:	3 BE:	1 BE Haferflocken als Suppe 1 BE Haferflocken } als Müsli 1 BE Obst }
Spätmahlzeit:	2 BE:	1 BE Reis } als Obstreis 1 BE Obst }

Geeignete Lebensmittel:
Haferflocken, Reis, Kartoffeln, Zwieback, Knäckebrot, Gemüse, Gemüsesaft
Obst, Obstsaft

Zubereitung:
Haferflocken
- als Suppe oder mit Wasser gekocht, abgeschmeckt mit Süßstoff oder Gewürzen und Kräutern
- als Müsli, vermischt mit Obst oder Obstsaft

Reis
- in Wasser gekocht, mit Gemüse
- in Wasser gekocht, mit Obst vermischt

Kartoffeln
- gekocht mit oder ohne Schale
- gekocht, als Suppe mit Kräutern gewürzt

Zwieback } – ohne Streichfett
Knäckebrot } – evtl. mit Diabetikerkonfitüre

Gemüse
- roh oder gekocht, gewürzt mit Kräutern

Obst
- roh oder gekocht, evtl. mit Süßstoff gesüßt

Diäten bei Hyperlipoproteinämie Typ II b, III, IV und V

Diät	E g	F g	P/S Quotient	Chole-sterin mg	KH g	Energie kJ	 kcal	Bemerkungen
3.1	60	50	1,4	105	115	5200	1200	
3.2	75	65	1,4	120	145	6280	1500	
3.3	85	75	1,5	130	175	7530	1800	
3.4	100	85	1,3	155	200	8370	2000	
3.5	110	95	1,3	185	215	9210	2200	
3.6	115	105	1,3	195	235	10040	2400	
Reduktionskost								
1.1	60	30			110	4200	1000	Berechnung s. unter 1.1

Abkürzungen s. Verzeichnis S. XII

Diäten bei Hyperlipoproteinämien

1. Indikation:
   Primäre und sekundäre (symptomatische) Hyperlipoproteinämien.
2. Klinische Grundlagen:
   Hyperlipoproteinämien sind Fettstoffwechselstörungen mit Erhöhung bestimmter Lipoproteinfraktionen im Blut, die in der Regel an der Erhöhung von Cholesterin und/oder Triglyceriden zu erkennen sind. Hyperlipoproteinämien werden pathogenetisch in primäre und sekundäre Formen unterteilt. Bei den primären Hyperlipoproteinämien können ätiologisch aufgrund ihrer Familiarität (Genetik) verschiedene Formen abgetrennt werden, deren Pathogenese weitgehend unbekannt ist. Phänomenologisch lassen sich Hyperlipoproteinämien in der Mehrzahl der Fälle einem von 6 Typen zuordnen, die nach dem Muster der Plasmalipoproteine unterschieden werden (Typen I, IIa, IIb, III, IV und V nach Fredrickson).
   Die Basis der Behandlung der primären und einiger sekundären Hyperlipoproteinämien ist die Diät. Ziel der Behandlung ist nicht nur die Senkung der Gesamtlipide, des Cholesterins und/oder der Triglyceride, sondern die Normalisierung aller Lipoproteidfraktionen. Da Lipoproteide hoher Dichte (HDL) als Schutzfaktor der Arteriosklerose gelten, ist eine Abnahme dieser Fraktion zu vermeiden. Zu unterscheiden sind allgemeine und gezielt cholesterin- bzw. triglyceridsenkende Maßnahmen.
   Entscheidende Allgemeinmaßnahme ist die Erreichung des Idealgewichtes. Gewichtsreduktion führt zum Abfall von Cholesterin und Triglyceriden. Ein möglicher Anstieg einzelner Lipoproteidfraktionen ist vorübergehend und kann deshalb in Kauf genommen werden. Gezielt cholesterinsenkend wirkt die Beschränkung der gesättigten Fettsäuren und des Cholesteringehaltes der Nahrung. Der Austausch gesättigter gegen mehrfach ungesättigte Fettsäuren (Polyensäuren) senkt gleichfalls den Cholesterinspiegel. Ballaststoffreiche Lebensmittel sind zu bevorzugen. Gezielt triglyceridsenkend wirkt bei Vermehrung der Chylomikronen (Typen I und V) eine Einschränkung üblicher Fette und deren Ersatz durch MCT, bei Vermehrung endogener Triglyceride (Typen IIb, III, IV und V) eine Reduktion der Kohlenhydratzufuhr mit besonderer Vermeidung von Fruktose und in vielen Fällen Alkoholkarenz.
3. Prinzip der Diät:
   a) Diät bei Vermehrung der Chylomikronen (Typen I und V)

Diäten bei Hyperlipoproteinämien

Die Nährstoffrelationen betragen: Eiweiß 20–25%, Fett 20–25%, Kohlenhydrate 50–60% der Energiezufuhr.
Fett soll als MCT zugeführt werden.
Die fettabhängige Hyperlipoproteinämie ist äußerst selten.

b) Diät bei Hypercholesterinämie (Typen II a, II b, III)
Prinzip: cholesterinarm, arm an gesättigten Fettsäuren, polyensäurereich.
Um den Anteil der gesättigten Fettsäuren zugunsten der mehrfach ungesättigten Fettsäuren möglichst klein zu halten, wird tierisches Fett (z. B. Butter, Schmalz, Speck, Sahne, fettes Fleisch, fette Wurst- und Käsesorten) weitgehend vermieden. Alles sichtbare Fett soll reich an mehrfach ungesättigten Fettsäuren (polyensäurereich) sein. Der Cholesteringehalt der Nahrung liegt unter 220 mg pro Tag (vgl. auch Tabelle 1 und 2).

c) Diät bei Vermehrung endogener Triglyceride (Typen II b, III, IV und V)
Die Nährstoffrelationen betragen: Eiweiß 20%, Fett 40%, Kohlenhydrate 40% der Energiezufuhr.
Zu vermeiden sind vor allem die leicht resorbierbaren mono- und disaccharidhaltigen Lebensmittel, besonders Fruktose. Auch mit Sorbit hergestellte Diabetikernahrungsmittel sind Kohlenhydraten gleichzusetzen. Obst ist nur soviel zu empfehlen, daß der Vitamin C-Bedarf gedeckt wird.
Um eine ausreichende Sättigung zu erzielen, sind ballaststoffhaltige Lebensmittel (s. Tabelle *Ballaststoffgehalt einiger Lebensmittel* S. 216) einzuplanen. Eine Bevorzugung polyensäurereicher Fette ist wünschenswert.

d) Diät bei Vermehrung endogener Triglyceride mit Hypercholesterinämie
Fettstoffwechselstörungen mit gleichzeitiger Vermehrung endogener Triglyceride und Cholesterin sind relativ häufig. In diesen Fällen sind die Diätprinzipien nach b) und c) zu kombinieren.

Tabelle 1. Lebensmittelauswahl bei cholesterinsenkender Diät

(Prinzip: cholesterinarm, arm an gesättigten Fettsäuren, reich an mehrfach ungesättigten Fettsäuren)

Empfohlene Lebensmittel	*Unerwünschte Lebensmittel*
Fleisch (vom sichtbaren Fett befreit) Kalbfleisch: alle Sorten, Zunge Rindfleisch: mager, besonders Filet, Roastbeef, Schmorfleisch Schweinefleisch: Filet, Schnitzel Pferdefleisch Kaninchenfleisch Hammelfleisch: Filet, Schnitzel Wild Geflügel (ohne Haut): Huhn, Hähnchen, Pute	Alle fetten Fleischsorten vom Schwein, Rind, Hammel Alle Innereien Fleisch mit Speck gespickt Ente, Gans
Fisch Schellfisch, Rotbarsch, Seelachs, Heilbutt, Kabeljau, Flunder, Scholle, Seezunge, Forelle, Hecht, Schleie, Zander Geräuchert: Seelachs, Rotbarsch, Schellfisch	Hering, Aal, Makrele, Lachs, Thunfisch, Matjes, Bückling, geräucherter Heilbutt, Sprotten, Fischkonserven und -marinaden, Heringsmilch und -rogen, Kaviar (echt und deutsch), Krabben, Austern, Sardellenpaste
Aufschnitt und Sülzen Schinken ohne Fettrand, kalter Braten, Roastbeef, Rindersaftschinken, Kalbssaftschinken, Rauchfleisch, Bündner Fleisch, Tatar, deutsches Corned beef Kalbfleischsülze, Kalbsgelee, Schinkensülze, Geflügelsülze, Puter- und Geflügelrollbraten, Fischsülze	Alle Wurstsorten, Schweinemett, Hausmachersülze
Eier Eiweiß (Eiklar)	Eigelb
Salate Selbst zubereitet aus mageren Fleisch- und Fischsorten, Gemüsen, Kartoffeln mit Diätspeiseölen oder Quarkremoulade, Joghurt aus Magermilch, Gewürzen, Kräutern	Alle handelsüblichen Sorten aus Fleisch, Fisch, Gemüse, Kartoffeln
Milch Magermilch, fettarme Milch, Magermilchpulver, Buttermilch, Joghurt aus Magermilch	Vollmilch, Vorzugsmilch, Kondensmilch, Sahne, saure Sahne, Eiscreme
Käse Alle Käsesorten bis zu 30% F. i. Tr., z. B. als Holländer, Tilsiter, Camembert, Streichkäse, Romadur, Magerquark	Alle Käsesorten über 30% F. i. Tr.

Tabelle 1. Lebensmittelauswahl bei cholesterinsenkender Diät

(Prinzip: cholesterinarm, arm an gesättigten Fettsäuren, reich an mehrfach ungesättigten Fettsäuren)

Empfohlene Lebensmittel	*Unerwünschte Lebensmittel*
Nüsse	
Walnüsse	Kokosnüsse
Fette	
Diätmargarine, Diätspeiseöl: Maiskeimöl, Sonnenblumenöl, Safloröl, Diätpflanzencreme sowie selber hergestellte Mayonnaise aus Diätspeiseöl	Butter, Sahne, Mayonnaise, Remoulade, Schmalz, einfache Margarine- und Ölsorten, Palmkernfett, Kokosfett Torten, Schokolade, Pralinen
Garungsarten	
Empfohlen	*Unerwünscht*
Kochen, Dämpfen, Dünsten, Grillen, Braten (in kunststoffbeschichteten Pfannen), Garen in Alufolie, Tontopf	Garen im Fettbad

Tabelle 2. Lebensmittelauswahl bei triglyceridsenkender Diät

(Prinzip: energiearm und kohlenhydratbegrenzt)

In begrenzter Menge erlaubte Lebensmittel	*Unerwünschte Lebensmittel*
Brot Alle Sorten	Stollen mit und ohne Rosinen
Kuchen Keine	Alle Sorten
Reis und Nudeln Mit empfohlenen Fettsorten zubereitet	
Kartoffeln Salz- und Schalenkartoffeln, Kartoffelgerichte mit empfohlenen Fettsorten zubereitet	Bratkartoffeln, Pommes frites, Pommes chips, Kroketten, Reibekuchen, Kartoffelpuffer
Gemüse Fast alle Sorten (ohne Mehl zubereitet)	Hülsenfrüchte
Obst Fast alle Sorten, Kompott mit Süßstoff gesüßt	Bananen, Weintrauben, Datteln, Feigen, Trokkenfrüchte, kandierte Früchte
Süßwaren Süßstoff, mit Süßstoff hergestellte Speisen, kalorienreduzierte Konfitüre	Zucker, Traubenzucker, Diabetikerzucker, Honig, Marmelade, Gelee, Bonbons, Schokolade, Pralinen, Nougat, Marzipan, Couvertüre, Lakritz, alle handelsüblichen Süßwaren
Getränke Mineralwasser, Kaffee, Tee, ungezuckerte Fruchtsäfte, Gemüsesäfte	Gezuckerte Fruchtsäfte, alle Limonadensorten, Alkohol, besonders Liköre, Süßweine
Gewürze Alle	Vanillinzucker

3.1 Tagesbeispiel

Diät bei Hyperlipoproteinämie, ca. 5 MJ = 5020 kJ (1200 kcal)

ca. 60 g Eiweiß, 50 g Fett, 105 g Kohlenhydrate

	Menge	E tierisch	E pflanzlich	F	GFS	MUFS	Cholesterin	KH	Energie	
	g	g	g	g	g	g	mg	g	kJ	kcal
1. Frühstück										
Kaffee oder Tee										
Graubrot	30		2					15	314	75
Diätmargarine	10			8	2	5			305	73
Hüttenkäse 10% F. i. Tr.	60	8		3	2		8	1	271	65
		8	2	11	4	5	8	16	890	213
2. Frühstück										
Joghurt aus Magermilch	150	8						9	270	65
Knäckebrot	8		1					6	127	30
Diätmargarine	5			4	1	2			153	37
		8	1	4	1	2		15	550	132
Mittagessen										
gebratenes Schweineschnitzel	100	21		8	4	1	70		703	168
Diätspeiseöl	5			5	1	4			195	47
Möhrengemüse										
Möhren	150		2					11	220	53
Diätmargarine	5			4	1	2			153	37
Kartoffeln	60		1					11	213	51
Birne	100		1					13	247	59
		21	4	17	6	6	70	35	1731	415
Vesper										
Kaffee oder Tee										
Knäckebrot	16		2					12	254	61
Diätmargarine	5			4	1	2			153	37
			2	4	1	2		12	407	98

Abkürzungen s. Verzeichnis S. XII

Diät bei Hyperlipoproteinämie, ca. 5 MJ = 5020 kJ (1200 kcal)

ca. 60 g Eiweiß, 50 g Fett, 105 g Kohlenhydrate

	Menge	E tierisch	E pflanzlich	F	GFS	MUFS	Cholesterin	KH	Energie	
	g	g	g	g	g	g	mg	g	kJ	kcal
Abendessen										
Tee										
Vollkornbrot	50		4	1				24	502	120
Diätmargarine	10			8	2	5			305	75
Gekochter Schinken (Dose)	40	8		4	2		28		320	76
Tomatensalat										
Tomaten	100		1					3	80	19
Zwiebeln	10							1	17	4
Diätspeiseöl	3			3		2			117	28
		8	5	16	4	7	28	27	1261	301
Spätmahlzeit										
Aprikosen	110		1					12	226	54
Zusammenfassung										
1. Frühstück		8	2	11	4	5	8	16	890	213
2. Frühstück		8	1	4	1	2		15	550	132
Mittagessen		21	4	17	6	6	70	35	1731	415
Vesper			2	4	1	2		12	407	98
Abendessen		8	5	16	4	7	28	27	1261	301
Spätmahlzeit			1					12	226	54
		45	15	52	16	22	106	117	5065	1213
		60			P/S-Quotient 1,4					
Energie %		20		40				40		

Abkürzungen s. Verzeichnis S. XII

3.2
Tagesbeispiel

Diät bei Hyperlipoproteinämie, ca. 6,3 MJ = 6280 kJ (1500 kcal)

ca. 75 g Eiweiß, 65 g Fett, 145 g Kohlenhydrate

	Menge	E tierisch	E pflanzlich	F	GFS	MUFS	Cholesterin	KH	Energie	
	g	g	g	g	g	g	mg	g	kJ	kcal
1. Frühstück										
Kaffee oder Tee										
Graubrot	40		3					21	418	100
Diätmargarine	10			8	2	5			305	73
Hüttenkäse 20% F. i. Tr.	80	11		4	2		11	1	361	86
		11	3	12	4	5	11	22	1084	259
2. Frühstück										
Joghurt aus Magermilch	150	8						9	270	65
Knäckebrot	8		1					6	127	30
Diätmargarine	10			8	2	5			305	73
Apfel	100							12	218	52
		8	1	8	2	5		27	920	220
Mittagessen										
Gebratenes Schweineschnitzel	100	21		8	4	1	70		703	168
Diätspeiseöl	5			5	1	4			195	47
Möhrengemüse										
Möhren	150		2					11	220	53
Diätspeiseöl	5			5	1	4			195	47
Kartoffeln	120		2					23	427	102
Birne	100		1					13	247	59
		21	5	18	6	9	70	47	1987	476
Vesper										
Kaffee oder Tee										
Knäckebrot	8		1					6	127	30
Diätmargarine	5			4	1	2			153	37
			1	4	1	2		6	280	67

Abkürzungen s. Verzeichnis S. XII

Diät bei Hyperlipoproteinämie, ca. 6,3 MJ = 6280 kJ (1500 kcal)

ca. 75 g Eiweiß, 65 g Fett, 145 g Kohlenhydrate

	Menge	E tierisch	E pflanzlich	F	GFS	MUFS	Cholesterin	KH	Energie	
	g	g	g	g	g	g	mg	g	kJ	kcal
Abendessen										
Tee										
Graubrot	60		4	1				31	628	150
Diätmargarine	10			8	2	5			305	73
Gekochter Schinken (Dose)	40	8		4	2		28		320	76
Schmelzkäse 20% F. i. Tr.	40	7		4	2		12	4	328	78
Tomatensalat										
Tomaten	100		1					3	80	19
Zwiebeln	10							1	17	4
Diätspeiseöl	5			5	1	4			195	47
		15	5	22	7	9	40	39	1873	447
Spätmahlzeit										
Buttermilch	150	5		1	1			6	226	54
Zusammenfassung										
1. Frühstück		11	3	12	4	5	11	22	1084	259
2. Frühstück		8	1	8	2	5		27	920	220
Mittagessen		21	5	18	6	9	70	47	1987	476
Vesper			1	4	1	2		6	280	67
Abendessen		15	5	22	7	9	40	39	1873	447
Spätmahlzeit		5		1	1			6	226	54
		60	15	65	21	30	121	147	6370	1523
		75		P/S-Quotient 1,4						
Energie %		20		40				40		

Abkürzungen s. Verzeichnis S. XII

Diät bei Hyperlipoproteinämie, ca. 7,5 MJ = 7530 kJ (1800 kcal)

ca. 85 g Eiweiß, 75 g Fett, 175 g Kohlenhydrate

	Menge	E tierisch	E pflanzlich	F	GFS	MUFS	Cholesterin	KH	Energie	
	g	g	g	g	g	g	mg	g	kJ	kcal
1. Frühstück										
Kaffee oder Tee										
Graubrot	50		3	1				26	523	125
Diätmargarine	10			8	2	5			305	73
Hüttenkäse 20% F. i. Tr.	80	11		4	2		11	1	361	86
		11	3	13	4	5	11	27	1189	284
2. Frühstück										
Joghurt aus Magermilch	150	8						9	270	65
Knäckebrot	16		2					12	254	61
Diätmargarine	15			12	3	7			460	110
Apfel	100							12	218	52
		8	2	12	3	7		33	1202	288
Mittagessen										
Gebratenes Schweineschnitzel	100	21		8	4	1	70		703	168
Diätspeiseöl	5			5	1	4			195	47
Möhrengemüse										
Möhren	150		2					11	220	53
Diätspeiseöl	10			10	1	7			389	93
Kartoffeln	120		2					23	427	102
Birne	100		1					13	247	59
		21	5	23	6	12	70	47	2181	522
Vesper										
Kaffee oder Tee										
Knäckebrot	16		2					12	254	61
Diätmargarine	5			4	1	2			153	37
Schmelzkäse 20% F. i. Tr.	20	3		2	1		6	2	164	39
		3	2	6	2	2	6	14	571	137

Abkürzungen s. Verzeichnis S. XII

Diät bei Hyperlipoproteinämie, ca. 7,5 MJ = 7530 kJ (1800 kcal)

ca. 85 g Eiweiß, 75 g Fett, 175 g Kohlenhydrate

	Menge	E tierisch	E pflanzlich	F	GFS	MUFS	Cholesterin	KH	Energie	
	g	g	g	g	g	g	mg	g	kJ	kcal
Abendessen										
Tee										
Graubrot	60		4	1				31	628	150
Diätmargarine	10			8	2	5			305	73
Gekochter Schinken (Dose)	40	8		4	2		28		320	76
Limburger Käse 20% F. i. Tr.	50	13		5	3		16	1	418	100
Tomatensalat										
Tomaten	100		1					3	80	19
Zwiebeln	10							1	17	4
Diätspeiseöl	5			5	1	4			195	47
		21	5	22	8	9	44	36	1963	469
Spätmahlzeit										
Buttermilch	150	5		1	1			6	226	54
Pfirsich	120		1					11	192	46
		5	1	1	1			17	418	100

Abkürzungen s. Verzeichnis S. XII

Diät bei Hyperlipoproteinämie, ca. 7,5 MJ = 7530 kJ (1800 kcal)

ca. 85 g Eiweiß, 75 g Fett, 175 g Kohlenhydrate

	E tierisch	E pflanzlich	F	GFS	MUFS	Cholesterin	KH	Energie	
	g	g	g	g	g	mg	g	kJ	kcal
Zusammenfassung									
1. Frühstück	11	3	13	4	5	11	27	1189	284
2. Frühstück	8	2	12	3	7		33	1202	288
Mittagessen	21	5	23	6	12	70	47	2181	522
Vesper	3	2	6	2	2	6	14	571	137
Abendessen	21	5	22	8	9	44	36	1963	469
Spätmahlzeit	5	1	1	1			17	418	100
	69	18	77	24	35	131	174	7524	1800
	87			P/S-Quotient 1,5					
Energie %	20		40				40		

Abkürzungen s. Verzeichnis S. XII

Diät bei Hyperlipoproteinämie, ca. 8,4 MJ = 8370 kJ (2000 kcal)

ca. 100 g Eiweiß, 85 g Fett, 200 g Kohlenhydrate

	Menge	E tierisch	E pflanzlich	F	GFS	MUFS	Cholesterin	KH	Energie	
	g	g	g	g	g	g	mg	g	kJ	kcal
1. Frühstück										
Kaffee oder Tee										
Graubrot	50		3	1				26	523	125
Diätmargarine	15			12	3	7			460	110
Hüttenkäse 20% F. i. Tr.	80	11		4	2		11	1	361	86
		11	3	17	5	7	11	27	1344	321
2. Frühstück										
Joghurt aus Magermilch	150	8						9	270	65
Knäckebrot	16		2					12	254	61
Diätmargarine	15			12	3	7			460	110
Apfel	100							12	218	52
		8	2	12	3	7		33	1202	288
Mittagessen										
Gebratenes Schweineschnitzel	120	25		10	5	1	84		843	202
Diätspeiseöl	5			5	1	4			195	47
Möhrengemüse										
Möhren	200		2					15	293	70
Diätspeiseöl	10			10	1	7			389	93
Kartoffeln	180		4					34	640	153
Birne	100		1					13	247	59
		25	7	25	7	12	84	62	2607	624

Abkürzungen s. Verzeichnis S. XII

Diät bei Hyperlipoproteinämie, ca. 8,4 MJ = 8370 kJ (2000 kcal)

ca. 100 g Eiweiß, 85 g Fett, 200 g Kohlenhydrate

	Menge	E tierisch	E pflanzlich	F	GFS	MUFS	Cholesterin	KH	Energie	
	g	g	g	g	g	g	mg	g	kJ	kcal
Vesper										
Kaffee oder Tee										
Graubrot	25		2					13	262	63
Diätmargarine	5			4	1	2			153	37
Edamer Käse 30% F. i. Tr.	30	8		5	3		16		351	84
		8	2	9	4	2	16	13	766	184
Abendessen										
Tee										
Graubrot	80		5	1				41	837	200
Diätmargarine	10			8	2	5			305	73
Gekochter Schinken (Dose)	40	8		4	2		28		320	76
Limburger Käse 20% F. i. Tr.	50	13		5	3		16	5	410	98
Tomatensalat										
Tomaten	100		1					3	80	19
Zwiebeln	10							1	17	4
Diätspeiseöl	5			5	1	4			195	47
		21	6	23	8	9	44	50	2172	519
Spätmahlzeit										
Buttermilch	150	5		1	1			6	226	54
Pfirsich	120		1					11	192	46
		5	1	1	1			17	418	100

Abkürzungen s. Verzeichnis S. XII

Diät bei Hyperlipoproteinämie, ca. 8,4 MJ = 8370 kJ (2000 kcal)

ca. 100 g Eiweiß, 85 g Fett, 200 g Kohlenhydrate

	E tierisch	E pflanzlich	F	GFS	MUFS	Cholesterin	KH	Energie	
	g	g	g	g	g	mg	g	kJ	kcal
Zusammenfassung									
1. Frühstück	11	3	17	5	7	11	27	1344	321
2. Frühstück	8	2	12	3	7		33	1202	288
Mittagessen	25	7	25	7	12	84	62	2607	624
Vesper	8	2	9	4	2	16	13	766	184
Abendessen	21	6	23	8	9	44	50	2172	519
Spätmahlzeit	5	1	1	1			17	418	100
	78	21	87	28	37	155	202	8509	2036
	99			P/S-Quotient 1,3					
Energie %	20		40				40		

Abkürzungen s. Verzeichnis S. XII

Diät bei Hyperlipoproteinämie, ca. 9,2 MJ = 9210 kJ (2200 kcal)

ca. 110 g Eiweiß, 95 g Fett, 215 g Kohlenhydrate

	Menge	E tierisch	E pflanzlich	F	GFS	MUFS	Cholesterin	KH	Energie	
	g	g	g	g	g	g	mg	g	kJ	kcal
1. Frühstück										
Kaffee										
Magermilchpulver	5	2						3	77	19
Graubrot	50		3	1				26	523	125
Diätmargarine	15			12	3	7			460	110
Hüttenkäse 20% F. i. Tr.	80	11		4	2		11	1	361	86
		13	3	17	5	7	11	30	1421	340
2. Frühstück										
Joghurt aus Magermilch	150	8						9	270	65
Knäckebrot	16		2					12	254	61
Diätmargarine	15			12	3	7			460	110
Apfel	100							12	218	52
		8	2	12	3	7		33	1202	288
Mittagessen										
Gebratenes Schweineschnitzel	150	31		12	6	1	105		1054	252
Diätspeiseöl	5			5	1	4			195	47
Möhrengemüse										
Möhren	200		2					14	293	70
Diätspeiseöl	10			10	1	7			389	93
Kartoffeln	180		4					34	640	153
Birne	100		1					13	247	59
		31	7	27	8	12	105	61	2818	674

Abkürzungen s. Verzeichnis S. XII

Diät bei Hyperlipoproteinämie, ca. 9,2 MJ = 9210 kJ (2200 kcal)

ca. 110 g Eiweiß, 95 g Fett, 215 g Kohlenhydrate

	Menge	E tierisch	E pflanzlich	F	GFS	MUFS	Cholesterin	KH	Energie	
	g	g	g	g	g	g	mg	g	kJ	kcal
Vesper										
Kaffee										
Magermilchpulver	5	2						3	77	19
Graubrot	25		2					13	262	63
Diätmargarine	5			4	1	2			153	37
Edamer Käse 30% F. i. Tr.	30	8		5	3		16	1	351	84
		10	2	9	4	2	16	17	843	203
Abendessen										
Tee										
Vollkornbrot	100		7	1				46	1004	240
Diätmargarine	15			12	3	7			460	110
Gekochter Schinken (Dose)	50	10		5	2	1	35		400	96
Schmelzkäse 20% F. i. Tr.	50	9		5	3		16	5	410	98
Tomatensalat										
Tomaten	100		1					3	80	19
Zwiebeln	10							1	17	4
Diätspeiseöl	5			5	1	4			195	47
		19	8	28	9	12	51	55	2566	614
Spätmahlzeit										
Buttermilch	150	5		1	1			6	226	54
Pfirsich	120		1					11	192	46
		5	1	1	1			17	418	100

Abkürzungen s. Verzeichnis S. XII

Diät bei Hyperlipoproteinämie, ca. 9,2 MJ = 9210 kJ (2200 kcal)

ca. 110 g Eiweiß, 95 g Fett, 215 g Kohlenhydrate

	E tierisch	E pflanzlich	F	GFS	MUFS	Cholesterin	KH	Energie	
	g	g	g	g	g	mg	g	kJ	kcal
Zusammenfassung									
1. Frühstück	13	3	17	5	7	11	30	1421	340
2. Frühstück	8	2	12	3	7		33	1202	288
Mittagessen	31	7	27	8	12	105	61	2818	674
Vesper	10	2	9	4	2	16	17	843	203
Abendessen	19	8	28	9	12	51	55	2566	614
Spätmahlzeit	5	1	1	1			17	418	100
	86	23	94	30	40	183	213	9268	2219
	109			P/S-Quotient 1,3					
Energie %	20		40				40		

Abkürzungen s. Verzeichnis S. XII

Diät bei Hyperlipoproteinämie, ca. 10 MJ = 10040 kJ (2400 kcal)

ca. 115 g Eiweiß, 105 g Fett, 235 g Kohlenhydrate

	Menge	E tierisch	E pflanzlich	F	GFS	MUFS	Cholesterin	KH	Energie	
	g	g	g	g	g	g	mg	g	kJ	kcal
1. Frühstück										
Kaffee										
Magermilchpulver	5	2						3	77	19
Graubrot	70		5	1				36	732	175
Diätmargarine	15			12	3	7			460	110
Hüttenkäse 20% F. i. Tr.	100	14		5	3		14	2	452	108
		16	5	18	6	7	14	41	1721	412
2. Frühstück										
Joghurt aus Magermilch	150	8						9	270	65
Knäckebrot	16		2					12	254	61
Diätmargarine	15			12	3	7			460	110
Apfel	100							12	218	52
		8	2	12	3	7		33	1202	288
Mittagessen										
Gebratenes Schweineschnitzel	150	31		12	6	1	105		1054	252
Diätspeiseöl	10			10	1	7			389	93
Möhrengemüse										
Möhren	250		3	1				18	366	88
Diätspeiseöl	10			10	1	7			389	93
Kartoffeln	180		4					34	640	153
Birne	150		1	1				20	370	89
		31	8	34	8	15	105	72	3208	768

Abkürzungen s. Verzeichnis S. XII

Diät bei Hyperlipoproteinämie, ca. 10 MJ = 10040 kJ (2400 kcal)

ca. 115 g Eiweiß, 105 g Fett, 235 g Kohlenhydrate

	Menge	E tierisch	E pflanzlich	F	GFS	MUFS	Cholesterin	KH	Energie	
	g	g	g	g	g	g	mg	g	kJ	kcal
Vesper										
Kaffee										
Magermilchpulver	5	2						3	77	19
Graubrot	25		2					13	262	63
Diätmargarine	5			4	1	2			153	37
Edamer Käse 30% F. i. Tr.	30	8		5	3		16		351	84
		10	2	9	4	2	16	16	843	203
Abendessen										
Tee										
Vollkornbrot	100		7	1				46	1004	240
Diätmargarine	15			12	3	7			460	110
Gekochter Schinken (Dose)	60	12		6	3	1	42		479	115
Schmelzkäse 20% F. i. Tr.	50	9		5	3		16	5	410	98
Tomatensalat										
Tomaten	100		1					3		19
Zwiebeln	10							1	17	4
Diätspeiseöl	5			5	1	4			195	47
		21	8	29	10	12	58	55	2645	633
Spätmahlzeit										
Buttermilch	150	5		1	1			6	226	54
Pfirsich	120		1					11	192	46
		5	1	1	1			17	418	100

Abkürzungen s. Verzeichnis S. XII

Diät bei Hyperlipoproteinämie, ca. 10 MJ = 10040 kJ (2400 kcal)

ca. 115 g Eiweiß, 105 g Fett, 235 g Kohlenhydrate

Zusammenfassung	E tierisch	E pflanzlich	F	GFS	MUFS	Cholesterin	KH	Energie	
	g	g	g	g	g	mg	g	kJ	kcal
1. Frühstück	16	5	18	6	7	14	41	1721	412
2. Frühstück	8	2	12	3	7		33	1202	288
Mittagessen	31	8	34	8	15	105	72	3208	768
Vesper	10	2	9	4	2	16	16	843	203
Abendessen	21	8	29	10	12	58	55	2645	633
Spätmahlzeit	5	1	1	1			17	418	100
	91	26	103	32	43	193	234	10037	2404
	117			P/S-Quotient 1,3					
Energie %	20		40				40		

Abkürzungen s. Verzeichnis S. XII

Diäten bei Hyperurikämie

Diät	E g	F g	P/S Quotient	Chole-sterin mg	KH g	Purin-basen mg	Energie kJ	 kcal	Bemerkungen
4.1	60	30		110	110	185	4200	1000	Reduktionskost
4.2	70	50		140	170	210	6280	1500	
4.3	75	70	1,2	155	200	265	7530	1800	
4.4	80	85	1,3	155	240	275	8790	2100	

Abkürzungen s. Verzeichnis S. XII

Diäten bei Hyperurikämie

1. Indikation:
Bei manifester Gicht und einer asymptomatischen Hyperurikämie mit einem Harnsäurespiegel im Serum über 7,0 mg/dl.

2. Klinische Grundlagen:
Die Gicht ist eine Stoffwechselkrankheit, die zu einer Erhöhung des Harnsäurespiegels im Blutplasma und zur Ablagerung von Harnsäure (Uraten) in bestimmten Geweben und Organen, v.a. in den Gelenken und den Nieren führt. Sie ist außerdem ein Risikofaktor bei der Entstehung der Arteriosklerose.
Die Hyperurikämie ist bedingt durch eine verminderte renale Harnsäureausscheidung und nur selten durch eine angeborene oder erworbene Steigerung der Harnsäuresynthese.
Harnsäure ist das Abbauprodukt der Purinderivate Guanin und Adenin, die in den Ribonukleinsäuren vorkommen. Die Menge der gebildeten Harnsäure hängt neben der Aufnahme von Eiweiß sowohl von der exogenen Zufuhr als auch von der endogenen Synthese von Purinkörpern ab. Durch diätetische Maßnahmen läßt sich die über exogene Einflüsse gebildete Harnsäuremenge vermindern:
   a) Unter einer purinarmen Kost fällt der Harnsäurespiegel im Serum ab, wobei die Harnsäureausscheidung auf Werte absinkt, die der endogen gebildeten Harnsäure entspricht. Führt man mit der Ernährung Purinbasen zu, so steigt der Harnsäurespiegel im Serum um 0,8 bis 0,9 mg/ dl/ g aufgenommener Ribonukleinsäure an.
   b) Unabhängig vom Puringehalt der Lebensmittel kann die endogene Harnsäuresynthese durch eine eiweißreiche Ernährung angehoben werden.
   c) Übergewichtige haben meist einen etwas höheren Harnsäurespiegel im Serum als Normalgewichtige. Die Ursache ist nicht völlig geklärt. Eine gesteigerte Purinzufuhr mit der Nahrung und eine erhöhte Neusynthese werden diskutiert.

3. Prinzip der Diät
Trotz effektiver Medikamente zur Senkung des Harnsäurespiegels im Serum ist die Ernährungstherapie in ihrer Wirksamkeit und wegen fehlen-

den Nebenwirkungen ein fester Bestandteil bei der Langzeitbehandlung chronisch Gichtkranker.

a) Lebensmittel, reich an Purinbasen wie Innereien (Leber, Niere, Kalbsbries) und gesalzene Fische (Salzhering, Matjes) sind verboten. Fleisch, Wurst, Fisch und Hülsenfrüchte sollen eingeschränkt werden (s. Tabelle, S. 241)! eine laktovegetabile Kost ist jedoch nicht erforderlich. Eine Fleischmahlzeit pro Tag kann erlaubt werden.
b) Der Alkoholkonsum sollte drastisch eingeschränkt werden. Gegen geringe Mengen, wie ein Glas Bier oder Wein zu einer Mahlzeit, ist, falls nicht andere Gründe dagegen sprechen (z. B. Leberschaden, Hypertriglyceridämie, Disziplinlosigkeit des Patienten), nichts einzuwenden.
c) Bei gleichzeitigem Vorliegen von Übergewicht ist eine Gewichtsabnahme in Form einer Reduktionskost indiziert. Unter der Reduktionskost ist der Harnsäurespiegel im Serum zu kontrollieren und gegebenenfalls ein den Harnsäurespiegel senkendes Medikament zu verabreichen.
d) Die Diät sollte kalorisch knapp, die Nährstoffrelationen normal sein. Weil bei Gichtkranken häufig eine Hyperlipoproteinämie vom „Typ IV" und ein Diabetes mellitus vorliegen können, sind Lebensmittel, die Mono- und Disaccharide enthalten, weitgehend zu vermeiden.

4. Anmerkung:
Im Rahmen der notwendigen Bestrebungen zur Rationalisierung in der klinischen Diätetik kann eine metabolische Basisdiät eingeführt werden, die auch für Diabetes und Hyperlipoproteinämie geeignet ist, unter Elimination purinreicher Nahrungsmittel. Ansonsten gelten die Prinzipien der Diäten bei Diabetes mellitus und Hyperlipoproteinämie.

Diät bei Hyperurikämie (Reduktionskost), ca. 4,2 MJ = 4200 kJ (1000 kcal)

ca. 60 g Eiweiß, 30 g Fett, 110 g Kohlenhydrate

	Menge	E tierisch	E pflanzlich	F	Cholesterin	KH	Purinbasen	Energie	
	g	g	g	g	mg	g	mg	kJ	kcal
1. Frühstück									
Kaffee							•		
Trinkmilch, mind. 1,5% Fett	10					1	+	21	5
Knäckebrot	15		2			12	•	240	58
Diätmargarine	5			4			+	159	38
Schmelzkäse, 20% F.i.Tr.	30	8		3	9	2	+	276	66
		8	2	7	9	15	+	696	167
2. Frühstück									
Trinkmilch, mind. 1,5% Fett	200	7		3	20	9	+	410	98
Pfirsich (mit Stein)	110		1			11	+	192	46
		7	1	3	20	20	+	602	144
Mittagessen									
Gekochtes Rindfleisch									
Rindfleisch, Keule	100	21		7	70		133	665	159
Gedünsteter Wirsingkohl									
Wirsing	150		4	1		7	29	207	50
Diätmargarine	5			4			+	159	38
Kartoffeln	65		1			12	24	238	57
Pflaumenkompott (Diätobstkonserve, Glas)	150					12	+	204	48
		21	5	12	70	31	186	1473	352
Vesper									
Kaffee							•		
Trinkmilch, mind. 1,5% Fett	10					1	+	21	5
Knäckebrot	15		2			12	•	240	58
Kalorienreduzierte Fruchtzuckerkonfitüre	20					6	•	102	24
			2			19	+	363	87

Abkürzungen s. Verzeichnis S. XII

Diät bei Hyperurikämie (Reduktionskost), ca. 4,2 MJ = 4200 kJ (1000 kcal)

ca. 60 g Eiweiß, 30 g Fett, 110 g Kohlenhydrate

	Menge	E tierisch	E pflanzlich	F	Cholesterin	KH	Purinbasen	Energie	
	g	g	g	g	mg	g	mg	kJ	kcal
Abendessen									
Tee							•		
Vollkornbrot	50		4	1		23	•	502	120
Diätmargarine	5			4			+	159	38
Limburger Käse, 20% F. i. Tr.	40	10		4	10		+	328	78
Gewürzgurke	50		1			2	+	35	9
Tomate	40		1			1	+	32	8
		10	6	10	10	26	+	1056	253
Zusammensetzung									
1. Frühstück		8	2	7	9	15	+	696	167
2. Frühstück		7	1	3	20	20	+	602	144
Mittagessen		21	5	12	70	31	186	1473	352
Vesper			2			19	+	363	87
Abendessen		10	6	10	10	26	+	1056	253
		46	16	32	109	111	186	4190	1003
		62							
Energie %		25		30		45			

Abkürzungen s. Verzeichnis S. XII

Diät bei Hyperurikämie
ca. 6,3 MJ = 6280 kJ (1500 kcal)

ca. 70 g Eiweiß, 50 g Fett, 170 g Kohlenhydrate

	Menge	E tierisch	E pflanzlich	F	Cholesterin	KH	Purinbasen	Energie	
	g	g	g	g	mg	g	mg	kJ	kcal
1. Frühstück									
Kaffee							•		
Trinkmilch, 1,5% Fett	10					1	+	21	5
Graubrot	40		3			21	•	424	101
Diätmargarine	5			4			+	159	38
Hüttenkäse, 20% F.i.Tr.	70	11		3	30	2	+	364	87
		11	3	7	20	24	+	968	231
2. Frühstück									
Joghurt aus Magermilch	150	3			8	7	+	245	59
Knäckebrot	8		1			6	•	128	31
Diätmargarine	5			4			+	159	38
Apfelsine (mit Schale)	140		1			12	+	226	54
		3	2	4	8	25	+	758	182
Mittagessen									
Gebratenes Schweinefilet									
Schweinefilet	80	15		8	56		186	589	141
Diätspeiseöl	4			4			0	154	37
Paprikagemüse	150		2	1		7	•	176	42
Diätspeiseöl	4			4			0	154	37
Zwiebeln	10					1	•	17	4
Reis	40		3			32	•	616	147
Apfel	150		1	1		19	+	345	83
		15	6	18	56	59	186	2051	491
Vesper									
Fruchtquark									
Speisequark, mager	50	7				2	+	163	39
Trinkmilch, mind. 1,5% Fett	50	2		1	3	2	+	103	25
Johannisbeeren	100					10	•	188	45
Süßstoff									
		9	1	1	3	14	+	454	109

Abkürzungen s. Verzeichnis S. XII

Diät bei Hyperurikämie ca. 6,3 MJ = 6280 kJ (1500 kcal)

ca. 70 g Eiweiß, 50 g Fett, 170 g Kohlenhydrate

	Menge	E tierisch	E pflanzlich	F	Cholesterin	KH	Purinbasen	Energie	
	g	g	g	g	mg	g	mg	kJ	kcal
Abendessen									
Tee							•		
Roggenbrot	40		3			21	•	424	101
Diätmargarine	5			4			+	159	38
Gekochter Schinken (Dose)	20	4		2	17		24	159	38
Edamer Käse, 30% F.i.Tr.	40	11		7	27	1	+	469	112
Gemischter Salat									
Gurke	80		1			1	+	34	8
Kopfsalat	20						•	13	3
Zwiebel (Essig und Gewürze)	10					1	+	17	4
Diätspeiseöl	4			4			0	154	37
		15	4	17	44	24	+	1429	341
Spätmahlzeit									
Knäckebrot	15		2			12	•	240	58
Butter	5			4	12		•	163	39
Birne	110		1			13	+	234	56
			3	4	12	25	+	637	153
Zusammenfassung									
1. Frühstück		11	3	7	20	24	+	968	231
2. Frühstück		3	2	4	8	25	+	758	182
Mittagessen		15	6	18	56	59	186	2051	491
Vesper		9	1	1	3	14	+	454	109
Abendessen		15	4	17	44	24	24	1429	341
Spätmahlzeit			3	4	12	25	+	637	153
		53	19	51	143	171	210	6297	1507
		72							
Energie %		20		32		48			

Abkürzungen s. Verzeichnis S. XII

Diät bei Hyperurikämie, ca. 7,5 MJ = 7530 kJ (1800 kcal)

ca. 75 g Eiweiß, 70 g Fett, 200 g Kohlenhydrate

	Menge	E tierisch	E pflanzlich	F	GFS	MUFS	Cholesterin	KH	Purinbasen	Energie	
	g	g	g	g	g	g	mg	g	mg	kJ	kcal
1. Frühstück											
Kaffee									•		
Trinkmilch, mind. 1,5% Fett	10							1	+	21	5
Vollkornbrot	50		3	1				26	•	530	127
Diätmargarine	10			8	2	5			+	318	76
Tilsiter Käse, 30% F.i.Tr.	30	9		5	3		15		+	357	86
		9	3	14	5	5	15	27	+	1226	294
2. Frühstück											
Joghurt, mind. 1,5% Fett	150	5		2	1		18	7	+	313	75
Knäckebrot	15		2					12	•	240	58
Diätmargarine	5			4	1	2			+	159	38
Pflaumen (mit Stein)	110		1					15	+	259	62
		5	3	6	2	2	18	34	+	971	233
Mittagessen											
Gebratenes Putenschnitzel											
Putenfleisch, Brust	100	24		1			75		209	481	115
Diätspeiseöl	8			8	1	6			0	311	74
Möhren	150							11	32	219	53
Diätmargarine	10			8	2	5			+	318	76
Kartoffeln	130		3					24	24	473	113
Kirschkompott (Diätobstkonserve, Glas)	150							14	•	230	54
		24	3	17	3	11	75	49	265	2027	485

Abkürzungen s. Verzeichnis S. XII

4.3 Tagesbeispiel

Diät bei Hyperurikämie, ca. 7,5 MJ = 7530 kJ (1800 kcal)

ca. 75 g Eiweiß, 70 g Fett, 200 g Kohlenhydrate

	Menge	E tierisch	E pflanzlich	F	GFS	MUFS	Cholesterin	KH	Purinbasen	Energie	
	g	g	g	g	g	g	mg	g	mg	kJ	kcal
Vesper											
Trinkmilch, mind. 1,5% Fett	200	7		3	2		10	10	+	410	98
Schwarzbrot	25		2					12	•	251	60
Diätmargarine	5			4	1	2			+	159	38
Kalorienreduzierte Fruchtzuckerkonfitüre	20							6	•	68	16
		7	2	7	3	2	10	28	+	888	212
Abendessen											
Tee											
„Käse-Salat“											
Gouda Käse, 45% F. i. Tr.	40	10		12	8	1	33		+	669	160
Tomatenwürfel	40							1	+	32	8
Banane (ohne Schale)	40							9	+	166	40
Saure Sahne, 10% Fett	10			1			5		+	54	13
Diätspeiseöl	5			4	1	3			0	154	37
Gartenkresse	10								+	19	5
Toast	60		5	1				30	•	544	130
Diätmargarine	5			4	1	2			+	159	38
		10	5	22	10	6	38	40	+	1797	431
Spätmahlzeit											
Schwarzbrot	25		2					12	•	251	60
Diätmargarine	5			4	1	2			0	159	38
Mandarine (mit Schale)	150		1					12	•	221	53
			3	4	1	2		24	0	631	151

Abkürzungen s. Verzeichnis S. XII

Diät bei Hyperurikämie, ca. 7,5 MJ = 7530 kJ (1800 kcal)

ca. 75 g Eiweiß, 70 g Fett, 200 g Kohlenhydrate

	E tierisch	E pflanzlich	F	GFS	MUFS	Cholesterin	KH	Purinbasen	Energie	
	g	g	g	g	g	mg	g	mg	kJ	kcal
Zusammenfassung										
1. Frühstück	9	3	14	5	5	15	27	+	1226	294
2. Frühstück	5	3	6	2	2	18	34	+	971	233
Mittagsessen	24	3	17	3	11	75	49	265	2027	485
Vesper	7	2	7	3	2	10	28	+	888	212
Abendessen	10	5	22	10	6	38	40	+	1797	431
Spätmahlzeit		3	4	1	2		24	+	631	151
	55	19	70	24	28	156	202	265	7540	1806
	74		P/S-Quotient 1,2							
Energie %	17		36				47			

Abkürzungen s. Verzeichnis S. XII

4.4 Tagesbeispiel

Diät bei Hyperurikämie, ca. 8,8 MJ = 8790 kJ (2100 kcal)

ca. 80 g Eiweiß, 85 g Fett, 240 g Kohlenhydrate

	Menge	E tierisch	E pflanzlich	F	GFS	MUFS	Cholesterin	KH	Purinbasen	Energie	
	g	g	g	g	g	g	mg	g	mg	kJ	kcal
Um die Diät von 7,5 MJ **7530 kJ (1800 kcal)**		55	19	70	24	28	156	202	265	7540	1806
auf 8,8 MJ = 8790 kJ (2100 kcal) zu ergänzen, sind z. B. folgende Lebensmittel geeignet:											
Diätmargarine	15			12	3	7				477	114
Kartoffeln	65		1					12	10	238	57
Graubrot	50		3	1				26		530	127
			4	13	3	7		38	10	1245	298
Zusammenfassung		55	23	83	27	35	156	240	275	8785	2104
		78			P/S-Quotient 1,3						
Energie %		15		37				48			

Abkürzungen s. Verzeichnis S. XII

Eiweiß- und elektrolytdefinierte Diäten

Diät	E	F	P/S Quotient	Cholesterin	KH	Na	K	P	Energie		Bemerkungen
	g	g		mg	g	mg	mg	mg	kJ	kcal	
Eiweißreiche Diäten, natriumarm											
5.1.1	80	90	1,3	165	240	1225	3770		9000	2150	Gabe von natriumarmer Wurst und Käse, normal gesalzenes Brot
5.1.2	100	105	1,0	195	275	1445	4205		10460	2500	Gabe von natriumarmer Wurst und Käse, normal gesalzenes Brot
Eiweißnormale, proteinselektive Diäten, natriumarm bei Dialyse											
5.2.1	65	80	1,2	400	265	1140	1475	915	9000	2150	mäßig kaliumarm, phosphorarm
5.2.2	75	95	1,2	420	300	1325	1780	1100	10400	2490	mäßig kaliumarm, phosphorarm
Eiweißarme, proteinselektive Diäten, natriumarm											
5.3.1	40	95	1,2	235	270	1100	1785		9000	2150	eiweißarm
5.3.2	50	110	1,2	515	310	1310	2035		10250	2450	eiweißarm
5.3.3	25	95	1,3	235	250	860	2993		8945	2130	streng eiweißarm
5.3.4	30	120	< 1,0	290	315	1325	3170		10670	2550	streng eiweißarm
5.3.5	25	95	1,3	310	280	1260	1610		9000	2150	streng eiweiß- und kaliumarm
5.3.6	30	115	1,3	375	310	1485	1720		10460	2500	streng eiweiß- und kaliumarm
5.3.7	25	95	1,6	270	290	400	1010		9000	2150	streng eiweiß-, natrium- und kaliumarm
Sondenernährung (hochmolekular): protein- und elektrolytdefiniert											
7.1.3.1			Berodiät V								Nährwertberechnung s. unter 7.1.3.1
7.1.3.2			Berodiät V								Nährwertberechnung s. unter 7.1.3.2 streng kaliumarm
7.1.3.3			Meritene mit Edarene								Nährwertberechnung s. unter 7.1.3.3
7.2.2.1			Survimed renal								Sondenernährung (niedermolekular): protein- und elektrolytdefiniert Nährwertberechnung s. unter 7.2.2.1
Eiweißhydrolysate, Aminosäure-Mischungen, Aminosäuren- und Ketosäurenanalogika essentieller Aminosäuren											
7.3.2.1.1			Aponti AS-Diät								Nährwertberechnung s. unter 7.3.2.1.1
7.3.2.2.1			K-AM								Nährwertberechnung s. unter 7.3.2.2.1
7.3.2.3.1			EAS oral								Nährwertberechnung s. unter 7.3.2.3.1
7.3.2.3.2			EAS-Perlen								Nährwertberechnung s. unter 7.3.2.3.2
7.3.2.3.3			Ketoperlen								Nährwertberechnung s. unter 7.3.2.3.3
7.3.2.3.4			Ketosteril-Tabletten								Nährwertberechnung s. unter 7.3.2.3.4
Natriumreduzierte eiweißnormale Diäten bei Hypertonie und generalisierten Ödemen											
5.4.1	60	85	1,3	540	260	1180	2725		9000	2150	natriumarm
5.4.2	70	100	1,2	565	300	1455	3290		10250	2450	natriumarm
5.4.3	50	75			240	440	1600		7900	1875	streng natriumarm
5.4.4	1				135	25	1320		2360	560	Safttag, streng natriumarm
5.4.5	8	3			165	25	2200		3040	725	Obsttag, streng natriumarm
5.4.6	20	3			340	40	1785		6490	1550	Reistag, streng natriumarm

Abkürzungen s. Verzeichnis S. XII

Eiweißreiche Diäten, natriumarm

1. Indikation:
   Starker renaler Eiweißverlust (nephrotisches Syndrom).

2. Klinische Grundlagen:
   Bei bestimmten Nierenkrankheiten ist die Durchlässigkeit der Glomerula für Serumeiweiß erhöht und führt zu einer starken Proteinurie (über 2 g Eiweiß/Tag). Die Folge ist eine Abnahme der Eiweißkonzentration im Serum (Hypoproteinämie), v.a. der Albuminfraktion. Häufig besteht eine Ödemneigung.

3. Prinzip der Diät:
   Die Diät soll normkalorisch und eiweißreich sein, um die renalen Eiweißverluste zu ersetzen.
   Die empfohlene Zufuhr liegt zwischen 1,3–1,5 g Eiweiß in biologisch hochwertiger Form pro kg/KG. Eine noch höhere Proteinernährung ist aufgrund neuerer pathophysiologischer Erkenntnisse kontraindiziert. Außerdem werden solche großen Mengen an Eiweiß von den Patienten auf Dauer nicht toleriert.

4. Anmerkung:
   Liegt eine chronische Einschränkung der Nierenfunktion vor, mit einem Kreatininspiegel im Serum über 2 mg/dl, sollte nicht mehr als 1 g Eiweiß pro kg/KG gegeben werden. Bestehen gleichzeitig Ödeme, ist eine Reduktion der Natriumzufuhr angezeigt. In der Regel genügt eine natriumarme Kost, d.h. ein Natriumgehalt von 1200 mg–2000 mg (3–5 g Kochsalz) pro Tag.
   Es werden 2 Diäten angeboten, eine mit 80 g Eiweiß und eine mit 100 g Eiweiß pro Tag.

Eiweißreiche Diät, ca. „80 g Eiweiß“, natriumarm, 9 MJ = 9000 kJ (2150 kcal)

ca. 90 g Fett, 240 g Kohlenhydrate, 1225 mg Natrium (53 mmol), 3770 mg Kalium (97 mmol)

	Menge	E tierisch	E pflanzlich	F	GFS	MUFS	Cholesterin	KH	Na	K	Energie	
	g	g	g	g	g	g	mg	g	mg	mg	kJ	kcal
1. Frühstück												
Kaffee												
Kondensmilch 7,5% Fett	10	1		1	1		3	1	10	30	59	14
Zucker	5							5			82	20
Roggenvollkornbrot	80		6	1				37	336	232	806	192
Diätmargarine	20			16	4	10			21	1	628	150
Natriumarmer Vorderschinken	30	7		6	2	1	21		12	69	349	83
		8	6	24	7	11	24	43	379	332	1924	459
2. Frühstück												
Trinkmilch 1,8% Fett	250	10		5	3		18	13	125	350	470	112
Banane	120		1					25	2	444	454	108
		10	1	5	3		18	38	127	794	924	220
Mittagessen												
Gulasch „bürgerlich“												
Rindfleisch, Keule	100	20		13	6		70		68	400	861	205
Diätspeiseöl	5			5	1	4					197	47
Mehl	5							4		5	77	18
Erbsen (Dose)	20		1					2	29	26	55	13
Tomatenstückchen	20							1	1	60	17	4
Kartoffeln	150		3					28	5	780	537	128
Bohnensalat												
Bohnen	120		3					6	2	312	168	40
Diätspeiseöl	5			5	1	4					197	47
Vanillecreme												
Trinkmilch 1,8% Fett	130	5		2	1		9	7	65	182	245	59
Vanillepulver	8							6		1	121	29
Zucker	8							8			132	32
		25	7	25	9	8	79	62	170	1766	2607	622
Vesper												
Kaffee oder Tee												
Kondensmilch 7,5% Fett	10	1		1	1		3	1	10	30	59	14
Zucker	5							5			82	20
Knäckebrot	24		2					19	110	106	382	91
Diätmargarine	10			8	2	5			8	1	319	76
Marmelade	30							19	2	19	323	77
		1	2	9	3	5	3	44	130	156	1165	278

Abkürzungen s. Verzeichnis S. XII

Eiweißreiche Diät, ca. „80 g Eiweiß“, natriumarm, 9 MJ = 9000 kJ (2150 kcal)

ca. 90 g Fett, 240 g Kohlenhydrate, 1225 mg Natrium (53 mmol), 3770 mg Kalium (97 mmol)

	Menge	E tierisch	E pflanzlich	F	GFS	MUFS	Cholesterin	KH	Na	K	Energie	
	g	g	g	g	g	g	mg	g	mg	mg	kJ	kcal
Abendessen												
Tee												
Zucker	5							5			82	20
Kaltes, gebratenes Filetsteak												
Schweinefilet	50	9		5	2	1	35		37	174	370	88
Diätspeiseöl	3			3		2					117	28
Vollkornbrot	80		6	1				37	336	232	806	192
Diätmargarine	20			16	4	10			21	1	628	150
Schichtkäse 20% F. i. Tr.	50	7		3	1		7	3	18	63	240	58
Tomate	40							1	2	120	32	8
Natriumarme Delikatessgurke	20							1	3	4	21	5
Mandarine	60							6	1	126	121	29
		16	6	28	7	13	42	53	418	720	2417	578
Zusammenfassung												
1. Frühstück		8	6	24	7	11	24	43	379	332	1924	459
2. Frühstück		10	1	5	3		18	38	127	794	924	220
Mittagessen		25	7	25	9	8	79	62	170	1766	2607	622
Vesper		1	2	9	3	5	3	44	130	156	1165	278
Abendessen		16	6	28	7	13	42	53	418	720	2417	578
		60	22	91	29	37	166	240	1224	3768	9037	2157
		82			P/S-Quotient 1,3							
Energie %		16		39				45				
Elektrolyte mmol/l									53	97		
NaCl g									3,1[a]			

[a] Durch Gabe abgewogener NaCl-Mengen auf 2000 mg Natrium bzw. dem Bedarf entsprechend zu ergänzen

Abkürzungen s. Verzeichnis S. XII

Eiweißreiche Diät, ca. „100 g Eiweiß", natriumarm, 10,5 MJ = 10460 kJ (2500 kcal)

ca. 105 g Fett, 275 g Kohlenhydrate, 1445 mg Natrium (63 mmol), 4205 mg Kalium (108 mmol)

	Menge	E tierisch	E pflanzlich	F	GFS	MUFS	Cholesterin	KH	Na	K	Energie	
	g	g	g	g	g	g	mg	g	mg	mg	kJ	kcal
Um die Diät **80 g Eiweiß** 9 MJ = 9000 kJ (2150 kcal)		60	22	91	29	37	166	240	1224	3768	9037	2157
auf **100 g Eiweiß** 10,5 MJ = 10460 kJ (2500 kcal) zu ergänzen, sind z. B. folgende Lebensmittel geeignet:												
Rindfleisch, Keule	40	8		5	3		28		27	160	343	82
Magerquark	40	7						1	14	38	147	35
Roggenvollkornbrot	40		3					19	168	116	403	96
Diätmargarine	10			8	2	5			8	1	319	76
Birne	100		1					13	2	120	248	59
		15	4	13	5	5	28	33	219	435	1460	348
Zusammenfassung		75	26	104	34	42	194	273	1443	4203	10497	2505
		101			P/S-Quotient 1,2							
Energie %		16		39				45				
Elektrolyte mmol/l									63	108		
NaCl g									3,6[a]			

[a] Durch Gabe abgewogener NaCl-Mengen auf 2000 mg Natrium bzw. dem Bedarf entsprechend zu ergänzen

Abkürzungen s. Verzeichnis S. XII

Eiweißnormale, proteinselektive Diäten, natriumarm bei Dialyse

1. Indikation:
   Bei Patienten, die regelmäßig dialysiert werden (Hämo- und Peritonaldialyse).
2. Klinische Grundlagen:
   Gegenüber der prädialytischen Phase liegt bei regelmäßig dialysierten Patienten eine veränderte Situation vor:
   a) Zwar besteht die Unfähigkeit der renalen Elimination toxischer Eiweißabbauprodukte unverändert und somit eine subklinische Urämie, jedoch ist der regelmäßige Einsatz der Hämodialyse pro Woche so effektiv, daß sich eine eiweißarme Diät erübrigt. Durch den Dialysevorgang kommt es zu Aminosäure- und Peptidverlusten. Eine strenge Reduktion der Proteinzufuhr mit der Ernährung würde die Gefahr eines Eiweißmangels implizieren.
   b) Durch die Dialyse werden außerdem wasserlösliche Wirkstoffe (wasserlösliche Vitamine) mit ausgewaschen, die als Medikament substituiert werden müssen.

3. Prinzip der Diät:
   Über die optimale Ernährung des Dialysepatienten liegen noch keine allgemein anerkannten Grundlagen vor. In praxi hält man sich an die Empfehlungen, die im wesentlichen auf den Ergebnissen der MONTEREY-Konferenz 1974 basieren.
   a) Energiezufuhr nach psychischer Aktivität über 125 kJ (30 kcal)/kg/KG,
   b) 1 g Eiweiß/kg/KG, neuerdings bis 1,2 g/kg KG, davon ⅔ biologisch hochwertig,
   c) ⅓ der Energiezufuhr in Form von Fetten. Wegen der Neigung Niereninsuffizienter zur Hyperlipoproteinämie vom „Typ IV nach Fredrickson“ wird ein hoher P/S-Quotient empfohlen.
   d) Zulage wasserlöslicher Vitamine werden pro Tag empfohlen:

Vitamin B_1 (Thiamin)	15 mg
Vitamin B_2 (Riboflavin)	20 mg
VitaminB_6 (Pyridoxin)	5 mg
Folsäure	1–5 mg
Niacin	100 mg
Pantothensäure	20 mg

Vitamin C 250 mg
Falls keine spezielle Indikation vorliegt, sollte Vitamin A (Retinol) wegen der Gefahr einer Intoxikation nicht verabreicht werden.
Eisen ist wegen der dialysebedingten Blutverluste regelmäßig in einer Dosis von 100 mg/Tag oral zu geben.

e) Die Zufuhr von Flüssigkeit, Kalium und Natrium ist individuell zu gestalten. In der Regel handelt es sich um eine flüssigkeits-, natrium- und kaliumbeschränkte Ernährung. Als Richtwerte gelten: 1300 ml Flüssigkeit, davon 800 ml mit der Nahrung und 500 ml Trinkflüssigkeit, 40–60 mmol/l (920 bis 1380 mg) Natrium/Tag, 40–50 mmol/l (1564 bis 1955 mg) Kalium/Tag.

4. Anmerkung:
Die Phosphorzufuhr läßt sich ohne wesentliche Änderung der Proteinzufuhr senken, wenn Weißbrot oder Brötchen anstelle von Vollkorn- und Mischbrot gegeben werden. Bei Einsatz von eiweißarmem Brot, welches, verglichen mit normalem Brot am phosphorärmsten ist, sollte eine ausreichende Proteinzufuhr durch andere, hochwertige Proteinträger gewährleistet sein.

5.2.1 Tagesbeispiel

Eiweißnormale Diät, ca. „65 g Eiweiß", natriumarm, bei Dialyse 9 MJ = 9000 kJ (2150 kcal)

ca. 80 g Fett, 260 g Kohlenhydrate, 1140 mg Natrium (50 mmol), 1475 mg Kalium (38 mmol), 920 mg Phosphor

	Menge	E tierisch	E pflanzlich	F	GFS	MUFS	Cholesterin	KH	Na	K	P	Wasser[a]	Energie	
	g	g	g	g	g	g	mg	g	mg	mg	mg	ml	kJ	kcal
1. Frühstück														
Kaffee														
Kondensmilch 7,5% Fett	10	0,7		1	1		3	1	10	30	21	7	59	14
Zucker	5							5			0	0	82	20
Weißbrot	60		4,9	1				30	231	79	54	23	653	156
Diätmargarine	15			12	3	6			11	1	2	3	478	114
Gekochtes Ei	1 Stk	6,4		6	2	1	280		72	73	108	37	349	83
Marmelade	20		0,1					13	1	13	2	8	214	51
		7,1	5,0	20	6	7	283	49	325	196	187	78	1835	438
2. Frühstück														
Quarkspeise														
Magerer Speisequark	60	10,3						1	22	57	114	48	222	53
Apfelmus (Dose)	80		0,2					15	1	91	6	64	264	63
Zucker	10							10			0	0	163	39
		10,3	0,2					26	23	148	120	112	649	155
Mittagessen														
Braunes Kalbsragout mit Champignons														
Kalbfleisch, Schulter	80	16,7		4	2	1	72		70	316	159	54	469	112
Diätspeiseöl	5			5	1	4					0	0	197	47
Champignons (Dose)	50		1,1					2	160	65	35	46	36	9
Mehl	5							4		5	4	1	77	18
Wasser	70											70		
Nudeln (Eierteigwaren)	50		6,5	1				36	4	80	100	5	816	195
Wasser	100											100		
Diätmargarine	10			8	2	5			8	1	2	2	305	73
Kopfsalat	20								2	44	7	19	13	3
Diätspeiseöl	5			5	1	4					0	0	197	47
Eiscreme mit Ananas														
Eiscreme	40	1,6		5	3	0	16	8	44	40	46	25	376	90
Ananas (Dose)	100		0,4					23	1	75	7	76	397	95
		18,3	8,0	28	9	14	88	73	289	626	360	398	2883	689
Vesper														
Tee														
Zucker	5							5				0	82	20
Weißbrot	40		3,3					20	154	52	36	15	435	104
Diätmargarine	15			12	3	7			11	1	2	3	478	114
Speisequark 40% F. i. Tr.	30	3,6		4	2		11	1	9	32	60	22	209	50
Honig	30		0,1					24	2	14	5	5	386	92
		3,6	3,4	16	5	7	11	50	176	99	103	45	1590	380

[a] Die zuzuführende Flüssigkeit dem Bedarf entsprechend zu ergänzen

Abkürzungen s. Verzeichnis S. XII

Eiweißnormale Diät, ca. „65 g Eiweiß" natriumarm, bei Dialyse 9 MJ = 9000 kJ (2150 kcal)

ca. 80 g Fett, 260 g Kohlenhydrate, 1140 mg Natrium (50 mmol), 1475 mg Kalium (38 mmol), 920 mg Phosphor

	Menge	E tierisch	E pflanzlich	F	GFS	MUFS	Cholesterin	KH	Na	K	P	Wasser[b]	Energie	
	g	g	g	g	g	g	mg	g	mg	mg	mg	ml	kJ	kcal
Abendessen														
Tee														
Zucker	5							5			0	0	82	20
Rotweinsuppe mit Schneeklößchen														
Rotwein	70			[6,5 Alkohol]					3	70	7	63	226	54
Roter Johannisbeersaft	70		0,3					8		77	5	60	147	35
Wasser	70											70		
Speisestärke	7							6		1			107	26
Schneeklößchen														
Eiklar	10	1,6							25	23	3	13	34	8
Zucker	10							10				0	163	39
Überbackener Toast														
Toast (Weißbrot)	30		2,5					15	116	39	27	11	326	78
Diätmargarine	10			8	2	5			8	1	2	2	305	73
Banane in Scheiben	50		0,6					11	1	185	15	38	188	45
Gouda 45% F. i. Tr.	20	5,0		6	4		20	1	174	15	88	7	335	80
		6,6	3,4	14 [6,5 Alkohol]	6	5	20	66	327	405	147	264	2076	497
Zusammenfassung														
1. Frühstück		7,1	5,0	20	6	7	283	49	325	196	187	78	1835	438
2. Frühstück		10,3	0,2					26	23	148	120	112	649	155
Mittagessen		18,3	8,0	28	9	14	88	73	289	626	360	398	2883	689
Vesper		3,6	3,4	16	5	7	11	50	176	99	103	45	1590	380
Abendessen		6,6	3,4	14	6	5	20	66	327	405	147	264	2076	497
		45,9	20,0	[6,5 Alkohol] 78	26	33	402	264	1140	1474	917	897	9024	2159
		66			P/S-Quotient 1,3									
Energie %		13		35 [2 Alkohol]				52						
Elektrolyte mmol/l									50	38				
NaCl g									2,8[a]					

[a] Durch Gabe abgewogener NaCl-Mengen dem Bedarf entsprechend zu ergänzen
[b] Die zuzuführende Flüssigkeit dem Bedarf entsprechend zu ergänzen

Abkürzungen s. Verzeichnis S. XII

5.2.2 Tagesbeispiel

Eiweißnormale Diät, „75 g Eiweiß“, natriumarm, bei Dialyse ca. 10,4 MJ = 10400 kJ (2490 kcal)

ca. 95 g Fett, 295 g Kohlenhydrate, 1325 mg Natrium (58 mmol), 1780 mg Kalium (46 mmol), 1100 mg Phosphor

	Menge	E tierisch	E pflanzlich	F	GFS	MUFS	Cholesterin	KH	Na	K	P	Wasser[b]	Energie	
	g	g	g	g	g	g	mg	g	mg	mg	mg	ml	kJ	kcal
Um die Diät **65 g Eiweiß** 9 MJ = 9000 kJ (2150 kcal)		45,9	20,0	78 [6,5 Alkohol]	26	33	402	264	1140	1474	917	897	9024	2159
auf **75 g Eiweiß** 10,4 MJ = 10400 kJ (2490 kcal) ergänzen, sind z. B. folgende Lebensmittel geeignet:														
Trinkmilch 3,5% Fett	150	5,0		5	3		18	8	75	240	135	132	413	99
Zwieback	40		4,4	2				29	104	64	48	3	663	158
Diätmargarine	10			8	2	5			8	1	2	2	305	73
		5,0	4,4	15	5	5	18	37	187	305	185	137	1381	330
Zusammenfassung		50,9	24,4	93	31	38	420	301	1327	1779	1102	1034	10405	2489
		75,3			P/S-Quotient 1,2									
Energie%		13		35 [2 Alkohol]				50						
Elektrolyte mmol/l									58	46				
NaCl g									3,4[a]					

[a] Durch Gabe abgewogener NaCl-Mengen dem Bedarf entsprechend zu ergänzen

[b] Die zuzuführende Flüssigkeit dem Bedarf entsprechend zu ergänzen

Abkürzungen s. Verzeichnis S. XII

Eiweißarme, proteinselektive Diäten, natriumarm (synonym: „Nierendiät", „Kartoffel-Ei-Diät", „Schweden-Diät")

1. Indikation:
   Bei allen Formen der akuten und chronischen Niereninsuffizienz im Stadium der fortgeschrittenen kompensierten Retention und Präurämie (Serum-Kreatinin > 8 mg/dl), solange keine Dialysebehandlung erfolgt.

2. Klinische Grundlagen:
   Die chronische Niereninsuffizienz führt zu einem Anstieg der stickstoffhaltigen, harnpflichtigen Substanzen im Blutplasma (Harnstoff u. a.). Es handelt sich dabei um Abbauprodukte des Eiweißstoffwechsels. Durch sie werden urämische Krankheitserscheinungen hervorgerufen. Eine eiweißarme Kostform kann die Bildung der toxischen Abbauprodukte vermindern. Im Stadium der vollen Kompensation, in dem die Nierenfunktion noch mehr als 50% der Norm beträgt, ist eine Eiweißbeschränkung nicht notwendig. Das Stadium der kompensierten Retention mit Kreatininspiegeln im Serum zwischen 2–8 mg/dl weist auf eine stärkere Einschränkung der Nierenfunktion (Glomerulusfiltrat) hin: 50%–10% der Norm. Eine Diät mit 40–50 g Eiweiß (bzw. 0,5–0,6 g Eiweiß pro kg/KG) ist angezeigt. Im präurämischem Stadium mit Kreatininspiegeln über 8 mg/dl, bzw. bei einem Absinken der Nierenfunktion unter 10% der Norm, ist eine streng eiweißarme, proteinselektive Diät bis zur Dialysebehandlung erforderlich.
   Nach neueren Ergebnissen aus Tierversuchen und an Patienten scheint eine eiweißarme Ernährung nicht nur symptomatisch über eine Senkung der harnpflichtigen Substanzen zu wirken, sondern sie scheint auch den renalen Krankheitsprozeß bei Nephropathien über eine Senkung des intrakapillären Drucks in den Nierenkörperchen hemmend und damit günstig zu beeinflussen.
   Es wird deshalb bereits bei Nierenerkrankungen (z. B. Glomerulonephritis, Zystennieren, diabetische Glomerulosklerose u. a.) eine mäßiggradige Eiweißrestriktion auf 0,6–0,8 g/kg/KG/Tag empfohlen. Laktovegetabile Eiweißträger sind zu bevorzugen, da Fleisch – möglicherweise das im Fleisch reichlich vorhandene Glycin – im Tierversuch eine starke Reaktion an den Glomeruli auslöst.

3. Prinzip der Diät:
   Bei der Herstellung einer eiweißarmen Diät ist folgendes zu berücksichtigen: Die Eiweißzufuhr mit der Nahrung kann nicht unbeschränkt ge-

drosselt werden, weil es sonst zum Abbau von körpereigenem Eiweiß kommen würde. Das in den Lebensmitteln enthaltene Eiweiß hat eine unterschiedliche biologische Wertigkeit, d.h. zur Erhaltung einer ausgeglichenen Stickstoffbilanz unter den Bedingungen des Stickstoffbilanzminimums werden von den einzelnen Eiweißträgern (Milch, Kartoffeln, Eier, Gemüse usw.) unterschiedliche Mengen benötigt, bedingt durch den unterschiedlichen Anteil an essentiellen Aminosäuren. Pflanzliche Proteine haben mit Ausnahme der Kartoffel eine geringere biologische Wertigkeit als tierische Proteine. Durch Mischung verschiedener Proteine im bestimmten Mischungsverhältnis läßt sich häufig die biologische Wertigkeit erhöhen.

a) Kartoffel-Eiereiweiß im Verhältnis 3:2 Gewichtsanteilen hat die höchste bisher bekannte biologische Wertigkeit. Damit kann die Eiweißzufuhr auf 0,35–0,40 g/kg/KG (ca. 25 g bei 65 kg/KG und ca. 30 g bei 70 kg/KG) vermindert werden, ohne daß Eiweißmangelerscheinungen auftraten. Einige Voraussetzungen sind dabei zu beachten:
   Das Kartoffel-Ei-Gemisch muß zusammen innerhalb einer Mahlzeit gegeben werden. Aus Gründen der Praktikabilität kann nur ca. die Hälfte der Gesamteiweißmenge in Form von Kartoffel-Eier-Eiweiß in 1 oder 2 Mahlzeiten pro Tag gegeben werden. Der Rest des Eiweißes wird in Form von vegetarischem Eiweiß als „eiweißarmes Brot", „eiweißarme Teigwaren", Gemüse und Obst gedeckt (s. Tabelle 3). Die Vitamin-B-Zufuhr sollte wegen des hohen Kohlenhydratgehaltes der Nahrung reichlich sein. Vitaminmangelzustände lassen sich bei langdauernder Diätanwendung durch gleichzeitige Gabe von Vitaminen des B-Komplexes und Vitamin C vermeiden. Da bei längerer Bettruhe auch unter ausreichender Eiweißzufuhr ein Eiweißkatabolismus eintritt, ist leichte körperliche Bewegung – soweit dies dem Patienten zuzumuten ist – notwendig. Das ganze Können und der Einfallsreichtum der Diätassistentin sind notwendig, um bei Langzeitbehandlung eine Monotonie des Speiseplans zu verhindern.
b) Eine zweite Form eiweißarmer Diäten ermöglicht die freie Wahl verschiedener Eiweißträger unterschiedlicher biologischer Wertigkeit bis zu einer Gesamtmenge von 20 g Eiweiß pro Tag. Die fehlenden essentiellen Aminosäuren werden durch orale Gabe (Supplementierung)

als Aminosäuremischungen oder Aminosäure- und Ketosäurenanalogika essentieller Aminosäuren in Form von Perlen, Tabletten oder Kapseln zugeführt.
Für jede dieser proteinselektiven Diäten lassen sich Vor- und Nachteile aufzeichnen. Entscheidend ist der Diäterfolg, der von der Zusammenarbeit Patient – Arzt – Diätassistentin abhängt.

4. Anmerkung:
Bei Verordnung der eiweißarmen Diät ist das Körpergewicht zu beachten. Für die streng eiweißarmen Diäten werden angeboten:
- Diäten mit 25 g Eiweiß für 65–70 kg/KG
- Diäten mit 30 g Eiweiß über 70 kg/KG.

Alle proteinkalkulierten Diäten sollten eiweißselektiv sein, d. h. mehr als 50% des zugeführten Eiweißes sollte in Form biologisch hochwertiger Eiweiße zugeführt werden. Die Natriumzufuhr liegt in der Regel bei 50–60 mmol ≙ 1150–1380 mg Natrium pro Tag. Die Kaliumzufuhr kann frei sein, sofern keine Neigung zur Hyperkaliämie besteht. Die Hyperkaliämie erfordert Kaliumeinschränkung auf 40–50 mmol ≙ 1564–1955 mg Kalium pro Tag. Für das Stadium der Oligurie des akuten Nierenversagens mit lebensbedrohlichen Hyperkaliämien sowie Ödemzuständen ist eine streng kalium-, natrium- und eiweißarme Diätrezeptur aufgestellt worden. Eine Verminderung des Kaliumgehaltes der Nahrung kann durch diätetische Maßnahmen auf etwa 20 mmol/Tag herabgesetzt werden, d. h. auf die Hälfte bis ein Viertel der Norm. Durch gezielte Auswahl und Kombination kaliumhaltiger Nahrungsmittel, z. B. Blattsalat, Gemüsekonserven, klein geschnittenen, 24 h gewässerten Kartoffeln, eiweißarmen Nudeln und Obstkonserven läßt sich der Kaliumgehalt der Nahrung beträchtlich reduzieren (bis auf 20 mmol ≙ 782 mg/Tag). Es sollte beachtet werden, daß im Konservenwasser der Gemüse und im Kompottsaft ebensoviel Kalium enthalten ist wie im Konservengut selbst.

Eiweißarme, proteinselektive Diäten, natriumarm (synonym: „Nierendiät", „Kartoffel-Ei-Diät", „Schweden-Diät")

Tabelle 3. Gegenüberstellung von eiweißarmen diätetischen Lebensmitteln und vergleichbaren Lebensmitteln mit normalem Eiweißgehalt

Eiweißarme diätetische Lebensmittel						*Vergleichbare Lebensmittel mit normalem Eiweißgehalt*					
100 g eßbarer Anteil	E	F	KH	Energie		100 g eßbarer Anteil	E	F	KH	Energie	
	g	g	g	kJ	kcal		g	g	g	kJ	kcal
Mehlmischungen, Stärke						*Mehl*					
Damin-eiweißarm	2,0	0,2	87	1490	350	Weizenmehl					
„Wiechert"-Mehl	0,2	0,1	85	1464	350	Type 405	10,6	1,0	74	1540	368
„Hammer"-Mehl	1,0	0,1	85	1485	355	Weizenmehl					
Maizena, Mondamin, Weizenin	0,3	0,1	87	1490	356	Type 550	10,6	1,1	74	1548	370
Brot, Gebäck, Teigwaren, Vegetarische Pasten						*Brot, Gebäck, Teigwaren Wurst*					
Damin-eiweißarm	1,2	2,4	55	1054	252	Roggenvoll-					
„Weber"-Brot	1,5	1,0	39	728	174	kornbrot	7,3	1,2	46	1000	239
„Würsching"-Brot	0,5	1,0	50	904	216	Weizenvollkorn-					
„Wiechert"-Brot	0,6	2,5	55	1046	250	brot	7,5	1,0	47	1004	240
„Rite-Diet"-Brot	0,6	2,8	59	1092	260	Weißbrot	8,2	1,2	50	1084	259
„Amin-ex"-Kekse	0,9	8,4	80	1661	397	Brötchen	6,8	0,5	58	1163	280
„Aproten"-Teigwaren	0,5		85	1471	346	Zwieback, eifrei	11,1	5,0	71	1657	396
„Hammer-"-Teigwaren	0,7	0,2	87	1529	360	Eierteigwaren	13,0	2,9	72	1632	390
Kuchen (Dose)	1,0	5,0	60	1255	300	Kuchen i. D.	7,0	13,0	39	1313	314
Vegetarische Pasten (Dose)	7,0	50,0	3	2117	506	Leberwurst	12,4	41,2	1	1879	449

Abkürzungen s. Verzeichnis S. XII

Eiweißarme Diät, ca. „40 g Eiweiß", natriumarm, 9 MJ = 9000 kJ (2150 kcal)

ca. 95 g Fett, 270 g Kohlenhydrate, 1100 mg Natrium (48 mmol), 1785 mg Kalium (46 mmol)

	Menge	E tierisch	E pflanzlich	F	GFS	MUFS	Cholesterin	KH	Na	K	Energie	
	g	g	g	g	g	g	mg	g	mg	mg	kJ	kcal
1. Frühstück												
Kaffee oder Tee												
Kondensmilch 7,5% Fett	10	0,7		1	1		3	1	10	30	59	14
Zucker	5							5			82	20
Roggenbrot (Graubrot)	50		3,2	1				26	260	115	525	125
Diätmargarine	20			16	4	10			15	1	638	152
Speisequark 40% F. i. Tr.	30	3,6		4	2		13	1	9	32	210	50
Marmelade	30		0,2					19	2	19	323	77
		4,3	3,4	22	7	10	16	52	296	197	1837	438
2. Frühstück												
Kakaogetränk												
Trinkmilch 3,5% Fett	120	4,2		4	2		14	6	60	192	330	79
Wasser	130											
Kakao	3		0,6	1				1	1	58	59	14
Zucker	15							15			247	59
Knäckebrot	8		0,8					6	37	35	127	30
Diätmargarine	5			4	1	2			8		159	38
		4,2	1,4	9	3	2	14	28	106	285	922	220
Mittagessen												
Mailänder Nudeln												
Natriumarmer gekochter Schinken	30	8,4		1	1		10		12	60	176	42
Nudeln	40		5,2	1				29	3	64	655	156
Magerer Speck	10	0,9		7	3	1	14		177	23	277	66
Champignons (Dose)	20		0,4					1	64	26	13	3
Tomatensoße												
Tomatenmark (Dose)	10		0,2					1	59	116	21	5
Diätmargarine	15			12	3	7			11	1	477	114
Mehl Typ 405	5		0,5					4		5	76	18
Endiviensalat	20		0,3						10	70	13	3
Diätspeiseöl	5			5	1	4					197	47
Pfirsichkompott (Dose)	150		0,6					29	8	165	489	119
Maltodextrin 19	15							14	11	1	245	58
		9,3	7,2	26	8	12	24	78	355	531	2648	631

Abkürzungen s. Verzeichnis S. XII

5.3.1 Tagesbeispiel

Eiweißarme Diät, ca. „40 g Eiweiß“, natriumarm, 9 MJ = 9000 kJ (2150 kcal)

ca. 95 g Fett, 270 g Kohlenhydrate, 1100 mg Natrium (48 mmol), 1785 mg Kalium (46 mmol)

	Menge	E tierisch	E pflanzlich	F	GFS	MUFS	Cholesterin	KH	Na	K	Energie	
	g	g	g	g	g	g	mg	g	mg	mg	kJ	kcal
Vesper												
Tee												
Zucker	5							5			82	20
Eiweißarmes Brot[b]	40		0,5	1				22	100	28	421	101
Butter	10			8	5		28			2	328	78
Blütenhonig	30		0,1					24	2	14	383	92
			0,6	9	5		28	51	102	44	1217	291
Abendessen												
Tee												
Zucker	5							5			82	20
„Appetitschnitten“												
Eiweißarmes Brot[b]	50		0,6	1				28	125	35	529	126
Diätmargarine	15			12	3	7			11	1	477	114
Natriumarme, gekochte Zunge	20	4,6		4	2		28		10	64	244	58
Ei in Scheiben	20	2,6		2	1		94		29	29	139	33
Krabben (Dose)	10	1,8					15		14	26	42	10
Mayonnaise 80% Fett	10		0,1	8	1	5	14		48	2	323	77
Tomatenscheiben	30		0,3					1	2	90	24	6
Banane	130		1,4					27	3	481	490	117
		9,0	2,4	27	7	12	151	61	242	728	2350	561
Zusammenfassung												
1. Frühstück		4,3	3,4	22	7	10	16	52	296	197	1837	438
2. Frühstück		4,2	1,4	9	3	2	14	28	106	285	922	220
Mittagessen		9,3	7,2	26	8	12	24	78	355	531	2648	631
Vesper			0,6	9	5		28	51	102	44	1217	291
Abendessen		9,0	2,4	27	7	12	151	61	242	728	2350	561
		26,8	15,0	93	30	36	233	270	1101	1785	8974	2141
		41,8			P/S-Quotient 1,2							
Energie %		8		40				52				
Elektrolyte mmol/l									48	46		
NaCl g									2,8[a]			

[a] Durch Gabe abgewogener NaCl-Mengen auf 2000 mg Natrium, bzw. dem Bedarf entsprechend zu ergänzen

[b] Eiweißarmes Brot, hergestellt aus Fertigmehlmischung; Bezugsquelle s. „Grüne Liste 1983“

Abkürzungen s. Verzeichnis S. XII

Eiweißarme Diät, ca. „50 g Eiweiß," natriumarm, 10,3 MJ = 10250 kJ (2450 kcal)

ca. 110 g Fett, 310 g Kohlenhydrate, 1320 mg Natrium (60 mmol), 2035 mg Kalium (52 mmol)

	Menge	E tierisch	E pflanzlich	F	GFS	MUFS	Cholesterin	KH	Na	K	Energie	
	g	g	g	g	g	g	mg	g	mg	mg	kJ	kcal
Um die Diät **40 g Eiweiß** 9 MJ = 9000 kJ (2150 kcal)		26,8	15,0	93	30	36	233	270	1101	1785	8974	2141
auf **50 g Eiweiß** 10,3 MJ = 10250 kJ (2450 kcal) zu ergänzen, sind z. B. folgende Lebensmittel geeignet:												
Ei	1 Stck	6		6	2	1	280		72	73	347	83
Diätmargarine	10			8	2	5			8	1	305	73
Eiweißarmes Brot[b]	50		0,6	1				28	125	35	527	126
Apfel	100		0,3					12	2	140	218	52
		6	0,9	15	4	6	280	40	207	249	1397	334
Zusammenfassung		32,8	15,9	108	34	42	513	310	1308	2034	10371	2475
		48,7			P/S-Quotient 1,2							
Energie %		8		41				51				
Elektrolyte mmol/l									60	52		
NaCl g									3,3[a]			

[a] Durch Gabe abgewogener NaCl-Mengen auf 2000 mg Natrium, bzw. dem Bedarf entsprechend zu ergänzen
[b] Eiweißarmes Brot, hergestellt aus Fertigmehlmischung; Bezugsquelle s. „Grüne Liste 1983"

Abkürzungen s. Verzeichnis S. XII

5.3.3 Tagesbeispiel

Streng eiweißarme Diät, ca. „25 g Eiweiß", natriumarm, 8,9 MJ = 8900 kJ (2125 kcal)

ca. 95 g Fett, 280 g Kohlenhydrate, 835 mg Natrium (37 mmol), 2995 mg Kalium (77 mmol)

	Menge	E tierisch	E pflanzlich	F	GFS	MUFS	Cholesterin	KH	Na	K	Energie	
	g	g	g	g	g	g	mg	g	mg	mg	kJ	kcal
1. Frühstück												
Kaffee												
Sahne 28% Fett	10	0,2		3	2		10		3	8	126	36
Zucker	5							5			82	20
Eiweißarmes Brot[b]	50		0,6	1				28	125	35	529	126
Diätmargarine	10			8	2	5			8	1	319	76
Sahnequark 40% F. i. Tr.	30	3,6		4	2		11	1	9	32	210	50
Marmelade	30		0,2					19	2	19	323	77
		3,8	0,8	16	6	5	21	53	147	95	1589	379
2. Frühstück												
Eiweißarmes Brot[b]	25		0,3	1				14	63	18	265	63
Diätmargarine	10			8	2	5			8	1	319	76
Tomatenscheiben	50		0,5					2	3	150	42	10
Zwiebelringe	10		0,1					1	1	17	17	4
Birne	100		0,5					13	2	120	247	59
			1,4	9	2	5		30	77	306	890	212
Mittagessen												
Kartoffelbrei mit Ei												
Kartoffelpuréepulver	40		3,2					32	84	460	613	146
Vollei	20	2,6		2	1		94		29	29	138	33
Wasser	220											
Specksauerkraut												
Natriumarmes Sauerkraut	150		2,3					5	23	119	151	36
Fetter Speck	15	0,4		13	6	1	15		63	1	538	128
Zwiebeln	20		0,2					2	2	35	38	9
Bratapfel mit Vanillesauce												
Apfel	150		0,5	1				18	3	210	328	78
Diätmargarine	10			8	2	5					319	76
Zucker, Zimt	10							10			164	39
Vanillesauce												
Schlagsahne 30% Fett	20	0,4		6	4		20	1	6	16	252	60
Wasser	20											
Mondamin	2							2			29	7
Zucker	10							10			164	39
		3,4	6,2	30	13	6	129	80	210	870	2734	651

[b] Eiweißarmes Brot, hergestellt aus Fertigmehlmischung; Bezugsquelle s. „Grüne Liste 1983"

Abkürzungen s. Verzeichnis S. XII

Streng eiweißarme Diät, ca. „25 g Eiweiß", natriumarm, 8,9 MJ = 8900 kJ (2125 kcal)

ca. 95 g Fett, 280 g Kohlenhydrate, 835 mg Natrium (37 mmol), 2995 mg Kalium (77 mmol)

	Menge	E tierisch	E pflanzlich	F	GFS	MUFS	Cholesterin	KH	Na	K	Energie	
	g	g	g	g	g	g	mg	g	mg	mg	kJ	kcal
Vesper												
Tee												
Zucker	5							5			82	20
Eiweißarmes Brot[b]	25		0,3	1				14	63	18	265	65
Diätmargarine	10			8	2	5			8	1	319	76
Banane	100		1,1					21	2	370	378	90
			1,4	9	2	5		40	73	389	1044	249
Abendessen												
Apfelsaft	250		0,1					28	5	275	491	117
Kartoffeln in Alufolie gebacken												
Kartoffeln mit Schale	150		3					28	23	780	537	128
Remouladensoße												
Mayonnaise 80% Fett	20	0,3		17	2	10	16		96	4	651	155
Hart gekochtes Vollei	20	2,6		2	1		94		29	29	138	33
Zwiebeln	10		0,1					1	1	17	17	4
Natriumarme Delikatessgurken	20		0,2					1	3	4	21	5
Tomatenstückchen	10								1	30	8	2
Kräuter												
Eiweißarmes Brot[b]	25		0,3	1				14	63	18	265	63
Diätmargarine	10			8	2	5			8	1	319	76
Vegetarische Aufstrichpaste												
Kräuterpaste	25		1,7	4				3	100	175	241	57
		2,9	5,4	32	5	15	110	75	329	1333	2688	640
Zusammenfassung												
1. Frühstück		3,8	0,8	16	6	5	21	53	147	95	1589	379
2. Frühstück			1,4	9	2	5		30	77	306	890	212
Mittagessen		3,4	6,2	30	13	6	129	80	210	870	2734	651
Vesper			1,4	9	2	5		40	73	389	1044	249
Abendessen		2,9	5,4	32	5	15	110	75	329	1333	2688	640
		10,1	15,2	96	28	36	250	278	836	2993	8945	2131
		25,3			P/S-Quotient 1,3							
Energie %		5		44				51				
Elektrolyte mmol/l									37	77		
NaCl g									2,1[a]			

[a] Durch Gabe abgewogener NaCl-Mengen auf 2000 mg Natrium, bzw. dem Bedarf entsprechend zu ergänzen

[b] Eiweißarmes Brot, hergestellt aus Fertigmehlmischung; Bezugsquelle s. „Grüne Liste 1983"

Abkürzungen s. Verzeichnis S. XII

5.3.4 Tagesbeispiel

Streng eiweißarme Diät, ca. „30 g Eiweiß", natriumarm, 10,7 MJ = 10670 kJ (2550 kcal)

ca. 120 g Fett, 315 g Kohlenhydrate, 1325 g Natrium (58 mmol), 3170 mg Kalium (81 mmol)

	Menge	E tierisch	E pflanzlich	F	GFS	MUFS	Cholesterin	KH	Na	K	Energie	
	g	g	g	g	g	g	mg	g	mg	mg	kJ	kcal
Um die Diät **25 g Eiweiß** 8,9 MJ = 8900 kJ (2125 kcal)		10,1	15,2	96	28	36	250	278	836	2993	8945	2131
auf **30 g Eiweiß** 10,7 MJ = 10670 kJ (2550 kcal) zu ergänzen sind z. B. folgende Lebensmittel geeignet:												
Schmelzkäse 60% F. i. Tr.	40	5		11	7		41	2	404	43	561	134
Diätmargarine	15			12	3	7			11	1	477	114
Eiweißarmes Brot[b]	30		0,5	1				17	75	21	318	76
Apfelmus (Dose)	100		0,2					19	1	114	331	79
		5	0,7	24	10	7	41	38	491	179	1687	403
Zusammenfassung		15,1	15,9	120	38	43	291	316	1327	3172	10632	2534
		31				P/S-Quotient 1,1						
Energie %		5		44				51				
Elektrolyte mmol/l									58	81		
NaCl g									3,3[a]			

[a] Durch Gabe abgewogener NaCl-Mengen auf 2000 mg Natrium, bzw. dem Bedarf entsprechend zu ergänzen
[b] Eiweißarmes Brot, hergestellt aus Fertigmehlmischung; Bezugsquelle s. „Grüne Liste 1983"

Abkürzungen s. Verzeichnis S. XII

Streng eiweißarme Diät ca. „25 g Eiweiß“, natrium- und kaliumarm, 9 MJ = 9000 kJ (2150 kcal)

ca. 95 g Fett, 280 g Kohlenhydrate, 1255 mg Natrium (52 mmol), 1605 mg Kalium (41 mmol)

	Menge	E tierisch	E pflanzlich	F	GFS	MUFS	Cholesterin	KH	Na	K	Energie	
	g	g	g	g	g	g	mg	g	mg	mg	kJ	kcal
1. Frühstück												
Kaffee												
Sahne 28% Fett	10	0,2		3	2		10		3	8	126	30
Zucker	5							5			82	20
Eiweißarmes Brot[a]	50		0,6	1				28	125	35	529	126
Diätmargarine	10			8	2	5			8	1	319	76
Schmelzkäse 60% F. i. Tr.	30	3,8		9	6		31	1	303	32	420	100
Marmelade	30		0,2					19	2	19	323	77
		4,0	0,8	21	10	5	41	53	441	95	1799	429
2. Frühstück												
Schwarzer Johannisbeersaft	100		0,4					13	5	100	231	55
Eiweißarmes Brot[a]	25		0,3					14	63	18	265	63
Diätmargarine	10			8	2	5			8	1	319	76
			0,7	8	2	5		27	76	119	815	194
Mittagessen												
Kartoffelstampf												
Kartoffeln (in Stücken, 24 h gewässert)	150		3,0					28	5	*312*	536	128
Fetter Speck	10	0,2		9	4	1	10		43	1	357	85
Zwiebeln	10		0,1					1	1	17	17	4
Vollei	20	2,6		2	1		94		29	29	138	33
Diätmargarine	10			8	2	5			8	1	319	76
Bohnensalat (Dose)	120		1,4					5	330	180	118	28
Diätspeiseöl	5			5	1	4					197	47
Pfirsichquarkspeise												
Speisequark 40% F. i. Tr.	30	3,6		4	2		11	1	9	32	210	50
Pfirsich (Dosenstücke und Saft)	100		0,4					19	5	110	332	79
Maltodextrin 19	20							19	15	2	323	77
		6,4	4,9	28	10	10	115	73	445	684	2547	607
Vesper												
Tee												
Zucker	5							5			82	20
Eiweißarmes Brot[a]	25		0,3	1				14	63	18	265	63
Diätmargarine	10			8	2	5			8	1	319	76
Honig	30		0,1					24	2	14	386	92
Apfel	100		0,3					12	2	140	218	52
			0,7	9	2	5		55	75	173	1270	303

[a] Eiweißarmes Brot, hergestellt aus Fertigmehlmischung; Bezugsquelle s. „Grüne Liste 1983“

Abkürzungen s. Verzeichnis S. XII

5.3.5 Tagesbeispiel

Streng eiweißarme Diät ca. „25 g Eiweiß“, natrium- und kaliumarm, 9 MJ = 9000 kJ (2150 kcal)

ca. 95 g Fett, 280 g Kohlenhydrate, 1260 mg Natrium (55 mmol), 1605 mg Kalium (41 mmol)

	Menge	E tierisch	E pflanzlich	F	GES	MUFS	Cholesterin	KH	Na	K	Energie	
	g	g	g	g	g	g	mg	g	mg	mg	kJ	kcal
Abendessen												
Tee												
Zucker	5							5			82	20
Russisches Ei auf Gemüsesalat												
Hart gekochtes Ei	30	3,9		3	1	1	141		43	44	209	50
Mayonnaise 80% Fett	10	0,2		8	1	5	14		48	2	323	77
Kartoffeln (in Stücken, 24 h gewässert)	150		3,0					28	5	*312*	536	128
Möhren (Dose)	10		0,1					1	6	14	13	3
Erbsen (Dose)	10		0,3					1	15	13	29	7
Champignons (Dose)	10		0,2						32	13	7	2
Zwiebeln	10		0,1					1	1	17	17	4
Diätspeiseöl	10			10	1	7					389	93
Eiweißarmes Brot[b]	25		0,3	1				14	63	18	265	63
Diätmargarine	10			8	2	5			8	1	319	76
Erdbeeren (Dose)	100		0,6					21	4	107	360	86
		4,1	4,6	30	5	18	155	71	225	541	2549	609
Zusammenfassung												
1. Frühstück		4,0	0,8	21	10	5	41	53	441	95	1799	429
2. Frühstück			0,7	8	2	5		27	76	119	815	194
Mittagessen		6,4	4,9	28	10	10	115	73	445	684	2547	607
Vesper			0,7	9	2	5		55	75	173	1270	303
Abendessen		4,1	4,6	30	5	18	155	71	225	541	2549	609
		14,5	11,7	96	29	43	311	279	1262	1612	8980	2142
		26,2			P/S-Quotient 1,4							
Energie %		5		42				53				
Elektrolyte mmol/l									55	41		
NaCl g									3,2[a]			

[a] Durch Gabe abgewogener NaCl-Mengen auf 2000 mg Natrium, bzw. dem Bedarf entsprechend zu ergänzen
[b] Eiweißarmes Brot, hergestellt aus Fertigmehlmischung; Bezugsquelle s. „Grüne Liste 1983“

Abkürzungen s. Verzeichnis S. XII

Streng eiweißarme Diät, ca. „30 g Eiweiß", natrium- und kaliumarm, 10,5 MJ = 10460 kJ (2500 kcal)

ca. 115 g Fett, 310 g Kohlenhydrate, 1484 mg Natrium (65 mmol), 1720 mg Kalium (44 mmol)

	Menge	E tierisch	E pflanzlich	F	GFS	MUFS	Cholesterin	KH	Na	K	Energie	
	g	g	g	g	g	g	mg	g	mg	mg	kJ	kcal
Um die Diät **25 g Eiweiß** 9 MJ = 9000 kJ (2150 kcal)		14,5	11,7	96	29	43	311	279	1262	1612	8980	2142
auf **30 g Eiweiß** 10,5 MJ = 10460 kJ (2500 kcal) zu ergänzen, sind z. B. folgende Lebensmittel geeignet:												
Doppelrahmfrischkäse 60% F. i. Tr.	40	5,8		12	7		63	1	136	32	594	142
Diätmargarine	10			8	2	5			8	1	305	73
Eiweißarmes Brot[b]	30		0,4	1				17	75	21	318	76
Birne (Dose)	80		0,3					15	3	60	254	61
		5,8	0,7	21	9	5	63	33	222	114	1471	352
Zusammenfassung		20,3	11,4	117	38	48	374	312	1484	1726	10451	2494
		31,7			P/S-Quotient 1,3							
Energie %		5		44				51				
Elektrolyte mmol/l									65	44		
NaCl g									3,7[a]			

[a] Durch Gabe abgewogener NaCl-Mengen auf 2000 mg Natrium, bzw. dem Bedarf entsprechend zu ergänzen
[b] Eiweißarmes Brot, hergestellt aus Fertigmehlmischung; Bezugsquelle s. „Grüne Liste 1983"

Abkürzungen s. Verzeichnis S. XII

5.3.7 Tagesbeispiel

Streng eiweißarme Diät, ca. „25 g Eiweiß“, streng natrium- und kaliumarm, 9 MJ = 9000 kJ (2150 kcal)

ca. 95 g Fett, 290 g Kohlenhydrate, 400 mg Natrium (17 mmol), 1010 mg Kalium (26 mmol)

	Menge	E tierisch	E pflanzlich	F	GFS	MUFS	Cholesterin	KH	Na	K	Energie	
	g	g	g	g	g	g	mg	g	mg	mg	kJ	kcal
1. Frühstück												
Tee												
Maltodextrin 19	30							28	23	2	485	116
Zucker	5							5			84	20
Eiweißarmes Brot[a]	30		0,2	1				17	2	14	326	78
Diätmargarine	15			12	3	7			16	1	460	110
Honig	20							16	1	9	255	61
Schichtkäse 20% F. i. Tr.	30	3,9		2	1		4	2	11		146	35
		3,9	0,2	15	4	7	4	68	53	64	1756	420
2. Frühstück												
Quarkspeise												
Magerquark	20	3,4							7	19	75	18
Sahne 28% Fett	10	0,2		3	2		20		3	8	126	30
Wasser	20											
Marmelade	20		0,1					13	1	13	213	51
Maltodextrin 19	20							19	15	2	322	77
		3,6	0,1	3	2		20	32	26	42	736	176
Mittagessen												
Kartoffelbrei mit Ei												
Kartoffeln (in Stücken 24 h gewässert)	150		3,0					28	5	*312*	536	128
Vollei	20	2,6		2	1		93		29	29	138	33
Wasser	30											
Diätmargarine	15			12	3	7			16	1	460	110
Kopfsalat	20		0,2						2	44	13	3
Mayonnaise 80% Fett	15	0,2		12	2	7	21		72	3	485	116
„Arme Ritter“												
Eifreier Zwieback	20		2,2	1				14	52	32	331	79
Diätmargarine	10			8	2	5			10	1	305	73
Zucker, Zimt	10							10			163	39
		2,8	5,4	35	8	19	114	52	186	422	2431	581
Vesper												
Tee												
Maltodextrin 19	30							28	23	2	485	116
Zucker	5							5			84	20
Amin-Ex-Keks	25		0,2	2		1		20	8	10	414	99
Diätmargarine	10			8	2	5			10	1	305	73
			0,2	10	2	6		53	41	13	1288	308

[a] Eiweißarmes Brot, hergestellt aus Fertigmehlmischung; Bezugsquelle s. „Grüne Liste 1983“

Abkürzungen s. Verzeichnis S. XII

Streng eiweißarme Diät, ca. „25 g Eiweiß“, streng natrium- und kaliumarm, 9 MJ = 9000 kJ (2150 kcal)

ca. 95 g Fett, 290 Kohlenhydrate, 400 mg Natrium (17 mmol), 1010 mg Kalium (26 mmol)

	Menge	E tierisch	E pflanzlich	F	GFS	MUFS	Cholesterin	KH	Na	K	Energie	
	g	g	g	g	g	g	mg	g	mg	mg	kJ	kcal
Abendessen												
Tee												
Zucker	5							5			84	20
Maltodextrin 19	10							9	8	1	163	39
Rührei												
Vollei	20	2,6		2	1		93		29	29	138	33
Diätmargarine	10			8	2	5			10	1	305	73
Kartoffel-Chicorée-Salat												
Kartoffeln (in Stücken, 24 h gewässert)	150		3,0					28	5	*312*	536	128
Chicorée	30		0,4					1	1	57	21	5
Diätspeiseöl	10			10	1	7					389	93
		2,6	3,4	20	4	12	93	43	53	400	1636	391
Spätmahlzeit												
Mixgetränk												
Sahne 28% Fett	40	0,9		12	7		41	1	11	31	502	120
Wasser	80											
Kakao	2		0,4	1				1		38	38	9
Zucker	10							10			163	39
Maltodextrin 19	30							28	23	2	485	116
		0,9	0,4	13	7		41	40	34	71	1188	284
Zusammenfassung												
1. Frühstück		3,9	0,2	15	4	7	4	68	53	64	1756	420
2. Frühstück		3,6	0,1	3	2		20	32	26	42	736	176
Mittagessen		2,8	5,4	35	8	19	114	52	186	422	2431	581
Vesper			0,2	10	2	6		53	41	13	1288	308
Abendessen		2,6	3,4	20	4	12	93	43	53	400	1636	391
Spätmahlzeit		0,9	0,4	13	7		41	40	34	71	1188	284
		13,8	9,7	96	27	44	272	288	393	1012	9035	2160
		23,5			P/S-Quotient 1,6							
Energie %		5		41				54				
Elektrolyte mmol/l									17	26		
NaCl g									0,8			

Abkürzungen s. Verzeichnis S. XII

Natriumreduzierte, eiweißnormale Diäten bei Hypertonie und generalisierten Ödemen

1. Indikation:
   a) Zur Prophylaxe und Therapie primärer und verschiedener Formen der sekundären Hypertonie als Basisbehandlung.
   b) Bei allen Formen generalisierter Ödeme, speziell kardialer, renaler und hepatischer Genese.

   Kontraindikation:
   Kranke mit renalem Natriumverlustsyndrom.

2. Klinische Grundlagen:
   a) Bei der primären Form und verschiedenen sekundären Formen der Hypertonie besteht eine Störung in der Natriumausscheidung. Über eine Zunahme des Blutvolumens und eine Steigerung des Natriumgehaltes der Gewebe, insbesondere der kleinen Arterien, wird ein Volumen und/oder Widerstandshochdruck induziert. Eine natriumarme Diät führt bei Hypertonikern über einen initialen Natrium- und Wasserverlust zu einer Abnahme des Blutvolumens und zu einer Senkung des Natriumgehaltes in den Gefäßwänden der kleinen Arterien, wodurch deren Empfindlichkeit gegenüber gefäßverengenden Substanzen abnimmt.
   b) Bei allen Formen generalisierter Ödeme ist die Natriumausscheidungsfähigkeit der Nieren herabgesetzt und fördert die Retention von Natrium und Wasser im Gewebe (Ödeme). Durch eine natriumarme Diät kann die Ödembildung vermindert oder mindestens verzögert werden.

3. Prinzip der Diät:
   Eine natriumarme Diät ist unverändert die symptomatische Basisbehandlung bei Hypertonikern und Ödemkranken, da sie effektiv und risikoarm, d.h. frei von Nebenwirkungen ist. Zur Herstellung einer natriumarmen (bzw. kochsalzarmen) Diät werden stark gesalzene Lebensmittel aus dem Speiseplan eliminiert. Ein Zusalzen der Speisen ist zu unterbleiben, stattdessen können Gewürze aller Art verwandt werden.
   Renale Kaliumverluste infolge eines sekundären Hyperaldosteronismus oder durch gleichzeitige, medikamentöse Behandlung mit Salidiuretika sind durch kaliumreiche Nahrungsmittel auszugleichen. Eine streng natriumarme Diät (400 mg Natrium ≙ 1 g Kochsalz pro Tag und weniger)

ist nur selten erforderlich. Bei übergewichtigen Kranken mit einer Herzinsuffizienz kann als Initialbehandlung ein oder zwei Tage lang ein Obst- oder Safttag verordnet werden. Danach ist eine Reduktionskost angezeigt, zu deren Zubereitung kein Kochsalz verwendet werden sollte. Für normalgewichtige Patienten ist auch ein „Reistag" geeignet, danach eine Basisdiät mit 1200–2000 mg Natrium (≙ 3 g bis 5 g NaCl), die in ihrer Nährstoffrelation einer vollwertigen Kost entspricht: Eiweiß 15%, Fett 40% und Kohlenhydrate 45% der Energiezufuhr.
Bei Kranken mit arteriellem Bluthochdruck ohne Zeichen einer Herzinsuffizienz sind Obst-, Saft- und Reistage nicht erforderlich.

Anmerkung:
Alle gepökelten oder geräucherten Fleisch- und Wurstwaren, gesalzene Nahrungsmittel, wie z. B. Erdnüsse usw., sind nicht erlaubt. Bei Herzkranken sind außerdem blähende Nahrungsmittel kontraindiziert.

5.4.1 Tagesbeispiel

Eiweißnormale Diät, ca. „60 g Eiweiß", natriumarm, 9 MJ = 9000 kJ (2150 kcal)

ca. 85 g Fett, 260 g Kohlenhydrate, 1180 mg Natrium (51 mmol), 2725 mg Kalium (70 mmol)

	Menge	E tierisch	E pflanzlich	F	GFS	MUFS	Cholesterin	KH	Na	K	Energie	
	g	g	g	g	g	g	mg	g	mg	mg	kJ	kcal
1. Frühstück												
Kaffee												
Kondensmilch 7,5% Fett	10	1		1	1		3	1	10	30	59	14
Zucker	5							5			82	20
Weizenvollkornbrot	60		5	1				28	222	126	605	144
Diätmargarine	20			16	4	10			21	1	628	150
Gekochtes Ei	1 Stück	6		6	2	1	280		72	73	349	83
Marmelade	30							19	2	19	323	77
		7	5	24	7	11	283	53	327	249	2046	488
2. Frühstück												
Joghurt mit Zucker und Zimt												
Joghurt aus Trinkmilch 3,5% Fett	150	5		5	3		10	7	69	240	390	93
Zucker, Zimt	10							10			163	39
Orange ohne Schale	100		1					9	3	170	226	54
		5	1	5	3		10	26	72	410	779	186
Mittagessen												
Goldbarschfilet	70	13		2	1	1	26		66	242	328	78
Diätspeiseöl	10			10	1	7					389	93
Kartoffelsalat												
Kartoffeln	150		3					28	5	780	537	128
Natriumarme Delikatessgurken	20							1	3	4	21	5
Tomatenstückchen	20							1	1	60	16	4
Majonnaise 80% Fett	10			8	1	5	14		48	2	323	77
Möhrenrohkost												
Geraspelte Möhren	100		1					7	45	280	147	35
Zucker	5							5			82	20
Diätspeiseöl	5			5	1	4					197	47
Ananas (Dose)	150		1					34	2	113	598	143
		13	5	25	4	17	40	76	170	1481	2638	630

Abkürzungen s. Verzeichnis S. XII

Eiweißnormale Diät, ca. „60 g Eiweiß“, natriumarm, 9 MJ = 9000 kJ (2150 kcal)

ca. 85 g Fett, 260 g Kohlenhydrate, 1180 mg Natrium (51 mmol), 2725 mg Kalium (70 mmol)

	Menge	E tierisch	E pflanzlich	F	GFS	MUFS	Cholesterin	KH	Na	K	Energie	
	g	g	g	g	g	g	mg	g	mg	mg	kJ	kcal
Vesper												
Tee												
Zucker	5							5			82	20
Graubrot	50		3	1				26	260	115	525	125
Butter	5			4	2		14			1	163	39
Doppelrahmfrischkäse 60% F. i. Tr.	30	4		10	6		32	1	102	24	445	106
		4	3	15	8		46	32	362	140	1215	290
Abendessen												
Tee												
Zucker	5							5			82	20
Eierkuchen												
Vollei	30	4		3	1	1	141		43	44	210	50
Trinkmilch 3,5% Fett	60	2		2	1		7	3	30	96	166	40
Mehl	30		3					22		32	462	110
Zucker	5							5			82	20
Diätmargarine	10			8	2	5			8	1	319	76
Kirschkompott (Dose)	120		1					23	2	162	403	96
Schinkenbrot												
Graubrot	30		2					15	156	69	315	75
Diätmargarine	5			4	1	2			4		153	37
Natriumarmer, gekochter Schinken	20	6		1	1		14		8	40	118	28
		12	6	18	6	8	162	73	251	443	2310	552
Zusammenfassung												
1. Frühstück		7	5	24	7	11	283	53	327	249	2046	488
2. Frühstück		5	1	5	3		10	26	72	410	779	186
Mittagessen		13	5	25	4	17	40	76	170	1481	2638	630
Vesper		4	3	15	8		46	32	362	140	1215	290
Abendessen		12	6	18	6	8	162	73	251	443	2310	552
		41	20	87	28	36	541	260	1182	2723	8988	2146
		61				P/S-Quotient 1,3						
Energie %		12		38				50				
Elektrolyte mmol/l									51	70		
NaCl g									3			

Abkürzungen s. Verzeichnis S. XII

5.4.2 Tagesbeispiel

Eiweißnormale Diät, ca. „70 g Eiweiß", natriumarm, 10,3 MJ = 10250 kJ (2450 kcal)

ca. 100 g Fett, 300 g Kohlenhydrate, 1455 mg Natrium (63 mmol), 3290 mg Kalium (84 mmol)

	Menge	E tierisch	E pflanzlich	F	GFS	MUFS	Cholesterin	KH	Na	K	Energie	
	g	g	g	g	g	g	mg	g	mg	mg	kJ	kcal
Um die Diät **60 g Eiweiß** 9 MJ = 9000 kJ (2150 kcal)		41	20	87	28	36	541	260	1182	2723	8988	2146
auf **70 g Eiweiß** 10,3 MJ = 10250 kJ (2450 kcal) zu ergänzen, sind z. B. folgende Lebensmittel geeignet:												
Trinkmilch 3,5% Fett	200	7		7	4		24	10	100	310	562	134
Roggenvollkornbrot	40		3					19	168	110	403	96
Diätmargarine	5			4	1	2			4		153	37
Apfel	100							12	2	140	218	52
		7	3	11	5	2	24	41	274	566	1336	319
Zusammenfassung		48	23	98	33	38	565	301	1456	3289	10324	2465
		71			P/S-Quotient 1,2							
Energie %		12		37				51				
Elektrolyte mmol/l									63	84		
NaCl g									3,6			

Abkürzungen s. Verzeichnis S. XII

Streng natriumarme Diät, kaliumarm, ca. 7,9 MJ = 7900 kJ (1875 kcal)

ca. 50 g Eiweiß, 75 g Fett, 240 g Kohlenhydrate, 450 mg Natrium (20 mmol), 1640 mg Kalium (42 mmol)

	Menge	E tierisch	E pflanzlich	F	KH	Na	K	Energie	
	g	g	g	g	g	mg	mg	kJ	kcal
1. Frühstück									
Kaffee									
Kondensmilch 7,5% Fett	10	1		1	1	10	30	59	14
Zucker	5				5			84	20
Natriumarmes Vollkornbrot	60		4	1	28	31	174	598	143
Butter	15			13		1	2	489	117
Speisequark 40% F. i. Tr.	50	6		6	2	14	53	347	83
Marmelade	30				19	2	19	322	77
		7	4	21	55	58	278	1899	454
2. Frühstück									
Joghurt mit Zimt und Zucker									
Joghurt 3,5% Fett	150	5		5	7	69	240	389	93
Zucker	10				10			163	39
		5		5	17	69	240	552	132
Mittagessen									
Rührei									
Ei	1 Stck	6		6		72	73	347	83
Butter	5			4			1	163	39
Gekörnter Reis									
Reis	40		3		31	2	41	615	147
Butter	5			4			1	163	39
Grüner Salat									
Blattsalat	30				1	2	66	17	4
Speiseöl	5			5				197	47
Vanillecreme									
Trinkmilch 3,5% Fett	150	5		5	8	75	240	414	99
Vanillepulver	10				9			146	35
Zucker	10				10			163	39
		11	3	24	59	151	422	2225	532

Abkürzungen s. Verzeichnis S. XII

5.4.3 Tagesbeispiel

Streng natriumarme Diät, kaliumarm, ca. 7,9 MJ = 7900 kJ (1875 kcal)

ca. 50 g Eiweiß, 75 g Fett, 240 g Kohlenhydrate, 450 mg Natrium (20 mmol), 1640 mg Kalium (42 mmol)

	Menge	E tierisch	E pflanzlich	F	KH	Na	K	Energie	
	g	g	g	g	g	mg	mg	kJ	kcal
Vesper									
Kaffee									
Kondensmilch 7,5% Fett	10	1		1	1	10	30	59	14
Zucker	5				5			84	20
Löffelbiskuit	50		4	3	42	28	58	858	205
		1	4	4	48	38	88	1001	239
Abendessen									
Haferbrei									
Trinkmilch 3,5% Fett	200	7		7	10	100	320	552	132
Haferflocken	15		2	1	10		54	251	60
Zucker	5				5			84	20
Apfelmus	100				19	1	114	331	79
Natriumarmes Vollkornbrot	40		3	1	18	20	116	402	96
Butter	10			8			2	326	78
Natriumarmer Tilsiter 45% F. i. Tr.	20	5		5		1	8	280	67
		12	5	22	62	122	614	2226	532
Zusammenfassung									
1. Frühstück		7	4	21	55	58	278	1899	454
2. Frühstück		5		5	17	69	240	552	132
Mittagessen		11	3	24	59	151	422	2225	523
Vesper		1	4	4	48	38	88	1001	239
Abendessen		12	5	22	62	122	614	2226	532
		36	16	76	241	438	1642	7903	1889
		52							
Energie %		11		37	52				
Elektrolyte mmol/l						19	42		
NaCl g						1,1			

Abkürzungen s. Verzeichnis S. XII

Safttag, ca. 2,4 MJ = 2360 kJ (560 kcal)

	Menge	E	F	KH	Na	K	Energie	
	g	g	g	g	mg	mg	kJ	kcal
Apfelsaft	1200	1		134	24	1320	2360	564

Abkürzungen s. Verzeichnis S. XII

Obsttag, ca. 3 MJ = 3040 kJ (725 kcal)

	Menge	E	F	KH	Na	K	Energie	
	g	g	g	g	mg	mg	kJ	kcal
1. Frühstück								
Apfel	300	1	1	36	6	420	653	156
2. Frühstück								
Pflaumen	200	1		27	4	340	444	106
Mittagessen								
Birnen	300	2	1	40	6	360	741	177
Vesper								
Bananen	200	2		42	4	740	753	180
Abendessen								
Orangen	200	2	1	18	6	340	452	108
Zusammenfassung		8	3	163	26	2200	3043	727

Abkürzungen s. Verzeichnis S. XII

Reistag, ca. 6,5 MJ = 6490 kJ (1550 kcal)

	Menge	E	F	KH	Na	K	Energie	
	g	g	g	g	mg	mg	kJ	kcal
1. Frühstück								
Reis	70	5		55	4	72	1078	258
Apfelmus	200			38	1	228	661	158
		5		93	5	300	1739	416
2. Frühstück								
Orangen	200	2	1	18	6	340	452	108
Mittagessen								
Reis	70	5		55	4	72	1078	258
Kirschkompott	200	1		38	4	270	669	160
		6		93	8	342	1747	418
Vesper								
Birnen	200	1	1	27	4	240	494	118
Abendessen								
Reis	60	4		47	4	62	924	221
Pfirsichkompott	200	1		39	10	220	661	158
		5		86	14	282	1585	379
Spätmahlzeit								
Apfel	200	1	1	24	4	280	435	104
Zusammenfassung		20	3	341	41	1784	6452	1543

Abkürzungen s. Verzeichnis S. XII

Diäten bei Magen-, Darm-, Pankreas-, Galle- und Lebererkrankungen

Diät	E g	F g	KH g	Ballast-stoffe g	Na mg	Cu mg	Energie kJ	 kcal	Bemerkungen
Basisdiät bei Magen-, Darm-, Pankreas-, Galle- und Lebererkrankungen									
6.1	75	85	225	30			9000	2150	„leichte Vollkost"
6.2	80	50	265				7950	1900	„blande Diät"
Diät bei akuter Enteritis									
6.3									s. Anmerkung unter 6.3
Diät bei Dumpingsyndrom									
6.4	75	85	230				8790	2100	s. Anmerkung vor der Nährwertberechnung
Diät bei Sprue									
6.5	70	90	290				9410	2250	s. Anmerkung vor der Nährwertberechnung
Diät nach ausgedehnter Dünndarmresektion									
6.6	145	90	470				13990	3330	s. Anmerkung vor der Nährwertberechnung
Kost für Stomaträger									
6.7									s. Anmerkung unter 6.7
Ballaststoffreiche Kost bei Obstipation und Folgeerkrankungen									
6.8	75	75	260	50			9000	2150	s. Anmerkung vor der Nährwertberechnung
Diät bei akuter Pankreatitis									
6.9.1	75	50	260				7740	1850	s. Anmerkung vor der Nährwertberechnung
Diät nach Pankreatektomie									
6.9.2	95	50	245				7800	1865	s. Anmerkung vor der Nährwertberechnung
6.9.3	110	60	295				9300	2225	
Diät nach drohender Leberzellinsuffizienz und nach portokavalem Shunt									
6.10	40	95	280		1045		9410	2250	s. Anmerkung vor der Nährwertberechnung
Kupferarme Diät bei Morbus Wilson									
6.11	65	85	235			1,7	8790	2100	s. Anmerkung vor der Nährwertberechnung

Abkürzungen s. Verzeichnis S. XII

Basisdiät bei Magen-, Darm-, Pankreas-, Galle- und Lebererkrankungen

1. Indikation:
   Bei allen unkomplizierten Leber-, Galle- und Magenerkrankungen. Auch bei Colitis ulcerosa und Morbus Crohn ist die Basisdiät geeignet, da eine besondere Diät bisher nicht erforderlich bzw. bekannt ist. Bei bestimmten Komplikationen, z. B. Enzephalopathie, Ödemen, Aszites, Magenblutung, Pankreasinsuffizienz u. a. muß die Kostform verändert werden.

2. Klinische Grundlagen:
   Die klinische Beurteilung früher verwandter Kostformen hat keine therapeutische Wirkung auf den Krankheitsverlauf ergeben. Extreme Kostformen, z. B. besonders eiweiß- oder kohlenhydratreiche Diäten, werden nicht mehr verabreicht. Individuelle Unverträglichkeiten werden durch Modifikationen der Basisdiät berücksichtigt. Bei der Hepatitis kann im Beginn der Erkrankung wegen starker Übelkeit und Erbrechen u. U. eine parenterale Ernährung erforderlich sein. Die dekompensierte Leberzirrhose mit Neigung zu Enzephalopathie bzw. Leberkoma macht eine eiweißarme oder eiweißreduzierte Ernährung erforderlich. Bei Ödemen und Aszites ist eine Natriumbeschränkung notwendig. Eine Pankreasinsuffizienz erfordert eine Beschränkung der Fettzufuhr.

3. Prinzip der Diät:
   Es handelt sich um eine vollwertige, ausgewogene Normalkost („leichte Vollkost"), die Unter- und Überernährung verhüten soll. Die Nährstoffrelationen betragen etwa: Eiweiß 15%, Fett 38% und Kohlenhydrate 47% der Energiezufuhr; die Ballaststoffaufnahme beträgt 28 g. Es werden Lebensmittel vermieden, die bei einer größeren Zahl von Kranken (und auch bei Gesunden!) Beschwerden verursachen, z. B. blähende Gemüse, fettreiche und fettdurchzogene Lebensmittel, scharfe Gewürze (Paprika, Meerrettich, Senf, Pfeffer) und Bohnenkaffee. Diese Lebensmittel sind jedoch nicht selbst gesundheitsschädlich und können bei Verträglichkeit in begrenzten Mengen gegeben werden. Eine sog. Ulkusdiät wird heute nicht mehr verordnet, weil sie keinen therapeutischen Wert hat. Die Ernährung des komplikationslosen, akut oder chronisch Magenkranken besteht in einer normal zusammengesetzten Kost mit ausreichend Eiweiß und Fett, das die Säuresekretion hemmt. Breiernährung ist

unnötig und führt zur Obstipation. Die Zufuhr kleiner Nahrungsmengen in 2stündigem Abstand wirkt sich günstig auf die Säuresekretion bzw. Pufferung aus und vermag Symptome zu bessern. Alkohol, Koffein, Cola-Getränke und Nikotin können die Säuresekretion erhöhen und müssen daher vermieden werden. Bei starken Beschwerden oder Komplikationen (Blutungen) empfiehlt sich die „blande" Kost, evtl. püriert.

Leber- und Gallenkranke erhalten die Basisdiät als „leichte Vollkost", wenn keine individuellen Unverträglichkeiten oder Komplikationen (Enzephalopathie, Blutungen, Aszites und Ödeme) diese verbieten; sie kann z. B. nach gastrointestinalen Blutungen eine kurze Zeit püriert gegeben werden. Bei Leberkranken mit Enzephalopathie oder beginnendem Leberkoma wird die Eiweißzufuhr beschränkt und nach Besserung individuell ausgetestet (s. Diät 6.10). Patienten mit latenten oder manifesten Ödemen erhalten eine natriumarme Kost: im Krankenhaus 400–1200 mg Natrium = 1–3 g NaCl, zu Haus 1200–2000 mg Natrium = 3–5 g NaCl. Die gleichen Einschränkungen gelten für Patienten mit portokavaler Anastomose, die leicht zur Enzephalopathie neigen. Die Eiweißzufuhr des Leberkranken braucht nicht einseitig in Form von Quark zu erfolgen.

Bei Gallenkranken wird, empirisch begründet, die Fettzufuhr beschränkt, weil Gallenkranke fettreiche Nahrungsmittel (Pommes frites, Speck, Ölsardinen u. a.) häufig als unverträglich bezeichnen. Eine drastische Fettbeschränkung ist aber nur notwendig, wenn durch Fett Beschwerden hervorgerufen werden. Bei akuter Cholezystitis und Cholangitis mit und ohne Pankreatitis empfiehlt sich eine vorübergehende Nahrungskarenz und langsamer Wiederaufbau der Diät über eine blande, fettbeschränkte (unter 70 g Fett) Ernährung. Kohl, Hülsenfrüchte, Bohnenkaffee, Eier und kalte Getränke sollten über längere Zeit gemieden werden. Die von Patienten angegebenen häufigen Nahrungsunverträglichkeiten sind meistens schwer objektivierbar und nicht krankheitsspezifisch. Sie sollten aber bei der Verabreichung von Diäten individuell berücksichtigt werden.

„Leichte Vollkost“ bei Magen-, Darm-, Pankreas-, Galle- und Lebererkrankungen ca. 9 MJ = 9000 kJ (2150 kcal)

ca. 75 g Eiweiß, 85 g Fett, 255 g KH, 28 g Ballaststoffe

	Menge	E tierisch	E pflanzlich	F	KH	Ballaststoffe	Energie	
	g	g	g	g	g	g	kJ	kcal
1. Frühstück								
Kaffee								
Kondensmilch, 7,5% Fett	10	1		1	1		59	14
Zucker	5				5		82	20
Brötchen	40		3		23	1	465	111
Knäckebrot	16		2		12	2	254	61
Butter	15			12			489	117
Doppelrahmfrischkäse, 60% F. i. Tr.	20	3		6			297	71
Marmelade	20				13		213	51
		4	5	19	54	3	1859	445
2. Frühstück								
Trinkmilch, 3,5% Fett	150	5		5	7		414	99
Kompott	100				19		322	77
		5		5	26		736	176
Mittagessen								
Legierte Grießsuppe								
Fleischbrühe	120	1		1	2		84	20
Grieß	4				3		62	15
Eigelb	4	1		1			64	15
Geschmorte Rinderhüfte, Soße								
Rindfleisch, Keule	100	21		7			665	159
Öl	4			4			156	37
Mehl	4				3		62	15
Gedünstete Möhren								
Möhren	150		2		11	5	219	53
Margarine	5			4			159	38
Kartoffeln	150		3		28	5	546	131
Vanillecreme								
Trinkmilch, 3,5% Fett	130	4		5	6		359	86
Vanillepulver	10				9		155	37
Zucker	10				10		165	39
		27	5	22	72	10	2696	645

Abkürzungen s. Verzeichnis S. XII

„Leichte Vollkost“ bei Magen-, Darm-, Pankreas-, Galle- und Lebererkrankungen ca. 9 MJ = 9000 kJ (2150 kcal)

ca. 75 g Eiweiß, 85 g Fett, 255 g KH, 28 g Ballaststoffe

	Menge	E tierisch	E pflanzlich	F	KH	Ballaststoffe	Energie	
	g	g	g	g	g	g	kJ	kcal
Vesper								
Kaffee								
Kondensmilch, 7,5% Fett	10	1		1	1		59	14
Zucker	5				5		82	20
Roggenbrot	30		2		15	3	318	76
Butter	10			8			326	78
Honig	20				16		255	61
		1	2	9	37	3	1040	249
Abendessen								
Tee								
Zucker	5				5		82	20
„Wiener Würstchen“	80	12		17			884	211
Rote-Bete-Salat								
Rote Bete	100		2		8	3	155	37
Öl	3			3			117	28
Roggenbrot	60		4	1	31	6	635	152
Butter	10			8			326	78
Limburger-Käse, 20% F. i. Tr.	30	8		3	1		255	61
Grapefruit ohne Schale	100		1		10	3	184	44
		20	7	32	55	12	2638	631
Zusammenfassung								
1. Frühstück		4	5	19	54	3	1859	445
2. Frühstück		5		5	26		736	176
Mittagessen		27	5	22	72	10	2696	645
Vesper		1	2	9	37	3	1040	249
Abendessen		20	7	32	55	12	2638	631
		57	19	87	244	28	8969	2146
		76						
Energie %		15		38	47			

Abkürzungen s. Verzeichnis S. XII

„Blande Diät“, ca. 8 MJ = 7950 kJ (1900 kcal)

ca. 80 g Eiweiß, 50 g Fett, 265 g Kohlenhydrate

	Menge	E tie-risch	E pflanz-lich	F	KH	Energie	
	g	g	g	g	g	kJ	kcal
1. Frühstück							
Tee							
Zucker	5				5	82	20
Weißbrot	60		5	1	30	653	156
Butter	15			12		489	117
Speisequark mager	50	9			1	184	44
Lachsschinken	30	5		2		181	43
		14	5	15	36	1589	380
2. Frühstück							
Trinkmilch 1,5% Fett	200	6		3	10	418	100
Mittagessen							
Tomatensuppe							
Bouillon	150	2		2	2	94	23
Tomatenmark	10				1	21	5
Mehl	5				4	78	19
Gekochtes Kalbfleisch, Petersiliensoße							
Kalbfleisch (Bug)	120	25		6		703	168
Mehl	5				4	78	19
Gedünstete Kohlrabi							
Kohlrabi	150		3		6	163	39
Kartoffelbrei							
Kartoffeln	150		3		28	533	128
Trinkmilch 1,5% Fett	50	2		1	3	105	25
Apfelcreme							
Apfelmus	100				19	331	79
Wasser	50						
Mondamin	10				9	155	37
Zucker	10				10	165	39
		29	6	9	86	2426	581

Abkürzungen s. Verzeichnis S. XII

„Blande Diät“, ca. 8 MJ = 7950 kJ (1900 kcal)

ca. 80 g Eiweiß, 50 g Fett, 265 g Kohlenhydrate

	Menge	E tierisch	E pflanzlich	F	KH	Energie	
	g	g	g	g	g	kJ	kcal
Vesper							
Tee							
Zucker	5				5	82	20
Weißbrot	50		4	1	25	544	130
Butter	10			8		326	78
Marmelade	20				13	213	51
			4	9	43	1165	279
Abendessen							
Tee							
Zucker	5				5	82	20
Milchreis							
Trinkmilch 1,5% Fett	200	6		3	10	418	100
Reis	30		2		24	460	110
Zucker	5				5	82	20
Pfirsichkompott	150		1		29	496	119
Weißbrot	30		2		15	326	78
Butter	10			8		326	78
Gekochter Schinken (Dose)	30	6		3		240	57
		12	5	14	88	2430	582
Zusammenfassung							
1. Frühstück		14	5	15	36	1589	380
2. Frühstück		6		3	10	418	100
Mittagessen		29	6	9	86	2426	581
Vesper			4	9	43	1165	279
Abendessen		12	5	14	88	2430	582
		61	20	50	263	8082	1922
		81					
Energie %		17		25	58		

Abkürzungen s. Verzeichnis S. XII

Diät bei akuter Enteritis

1. Indikation:
   Akute Enteritis.

2. Klinische Grundlagen:
   Durch bakterielle oder allergische Ursachen hervorgerufene akute entzündliche Erkrankung des Dünndarms.

3. Prinzip der Diät:
   Die diätetischen Maßnahmen bestehen in Nahrungskarenz von wenigen Tagen, wobei auf Ausgleich von Flüssigkeits- und Elektrolytverlusten zunächst durch parenterale Zufuhr zu achten ist. Der weitere Aufbau der Kost erfolgt je nach klinischer Situation über Teefasten (schwarzer Tee, Matetee, Pfefferminztee) unter Zusatz von Glukose und Elektrolyten (NaCl und KCl; s. unter 7.3.4) zunächst ohne, dann mit Glukose. Bei anhaltenden schweren Durchfällen (Reisediarrhoen i. d. Tropen) sind fertige Präparate (Elotrans) sehr geeignet. Danach wird üblicherweise auf Schleimkost übergegangen, ggf. mit Rohapfeldiät (Aplona) sowie Bananen- und Karottendiät angereichert. Nach Abklingen der Durchfälle kann relativ schnell wieder eine Normalkost gegeben werden.

Diät bei Dumpingsyndrom

1. Indikation:
   Bei magenresezierten Patienten, bei denen es durch eine Sturzentleerung in den oberen Dünndarm (to dump = stürzen) nach Nahrungsaufnahme zu Beschwerden kommt.

2. Klinische Grundlagen:
   Das Dumpingsyndrom wird besonders bei Patienten mit einer Billroth-II-Operation (Zweidrittel-Resektion des Magens) beobachtet. Die Beschwerden treten kurz nach der Nahrungsaufnahme auf (Frühsyndrom) und bestehen in Schwindel, Schwitzen, Herzklopfen, Übelkeit und Schwächegefühl bis zum Kollaps. Die Ursache dafür ist ein Einstrom von kohlenhydratreichem Speisebrei und Flüssigkeit in den oberen Dünndarm. Dadurch kommt es zur plötzlichen Darmdehnung und Hypovolämie durch hyperosmolaren Darminhalt. Wahrscheinlich sind für die vasomotorischen Symptome auch noch gefäßaktive Substanzen und gastrointestinale Hormone verantwortlich. Das Spätsyndrom setzt erst 1–2 h nach der Nahrungsaufnahme ein. Die Ursache ist ein Blutzuckerabfall, der durch erhöhte Insulinabgabe nach schneller Zuckerresorption ausgelöst wird.

3. Prinzip der Diät:
   Häufige kleine Mahlzeiten, die aus wenig Flüssigkeit, ausreichend Eiweiß und Fett, jedoch wenig Zucker und süßer Milch bestehen. Quellstoffen wie Pektin und Goa wird eine günstige Wirkung zugeschrieben. Die Patienten nehmen das Essen am besten im Liegen ein. Durch Gabe von Calcium carbonicum zum Essen werden die Beschwerden gemindert. Die Nährstoffrelationen betragen etwa: Eiweiß 15%, Fett 38% und Kohlenhydrate 47% der Energiezufuhr.

Diät bei Dumpingsyndrom
ca. 8,8 MJ = 8790 kJ (2100 kcal)

ca. 75 g Eiweiß, 85 g Fett, 230 g Kohlenhydrate

	Menge	E tierisch	E pflanzlich	F	KH	Energie	
	g	g	g	g	g	kJ	kcal
7 Uhr							
Graubrot	40		3		21	424	101
Butter	10			8		326	78
Camembert, 50% F. i. Tr.	30	6		8	1	417	100
Tee	1 Tasse						
		6	3	16	22	1167	279
9 Uhr							
Corn flakes }	20		2		17	324	78
Joghurt, mind. 3,5% Fett }	150	6		6	7	440	105
Apfelsine, ohne Schale	100		1		12	226	54
Tee	1 Tasse						
		6	3	6	36	990	237
11 Uhr							
Roggenmischbrot	30		2		15	321	77
Butter	5			4		163	39
Gekochter Schinken	20	4		3		181	43
Kaffee	1 Tasse						
Kondensmilch, 7,5% Fett	10	1		1	1	59	14
		5	2	8	16	724	173
13 Uhr							
Gebratenes Schweineschnitzel							
Schweineschnitzel	100	21		8		703	168
Öl	5			5		195	47
Blumenkohl mit brauner Butter							
Blumenkohl	150		4		6	176	42
Butter	5			4		163	39
Kartoffeln	150		3		28	546	131
Birne	100		1		13	234	56
		21	8	17	47	2017	483

Abkürzungen s. Verzeichnis S. XII

Diät bei Dumpingsyndrom
ca. 8,8 MJ = 8790 kJ (2100 kcal)

ca. 75 g Eiweiß, 85 g Fett, 230 g Kohlenhydrate

	Menge	E tierisch	E pflanzlich	F	KH	Energie	
	g	g	g	g	g	kJ	kcal
15 Uhr							
Knäckebrot	24		2		19	385	92
Butter	10			8		326	78
Banane, ohne Schale	100		1		23	414	99
Tee	1 Tasse						
			3	8	42	1125	269
17 Uhr							
Apfelquark							
Apfel, gerieben, mit Schale	100				13	230	55
Speisequark, 40% F. i. Tr.	50	6		6	2	351	84
Zimt, Diätsüße							
		6		6	15	581	139
19 Uhr							
Pumpernickel	60		4	1	30	620	148
Roher Schinken	30	5		10		496	119
Butter	10			8		326	78
Tee	1 Tasse						
		5	4	19	30	1442	345
21 Uhr							
Graubrot	40		3		21	424	101
Butter	10			8		326	78
Tomate	50		1		2	40	10
Tee	1 Tasse						
			4	8	23	790	189

Abkürzungen s. Verzeichnis S. XII

Diät bei Dumpingsyndrom
ca. 8,8 MJ = 8790 kJ (2100 kcal)

ca. 75 g Eiweiß, 85 g Fett, 230 g Kohlenhydrate

	E tierisch	E pflanzlich	F	KH	Energie	
	g	g	g	g	kJ	kcal
Zusammenfassung						
7 Uhr	6	3	16	22	1167	279
9 Uhr	6	3	6	36	990	237
11 Uhr	5	2	8	16	724	173
13 Uhr	21	8	17	47	2017	483
15 Uhr		3	8	42	1125	269
17 Uhr	6		6	15	581	139
19 Uhr	5	4	19	30	1442	345
21 Uhr		4	4	23	790	189
	49	27	84	231	8836	2114
	76					
Energie %	15		38	47		

Abkürzungen s. Verzeichnis S. XII

Diät bei Sprue

1. Indikation:
   Gluteninduzierte Enteropathie (einheimische Sprue, Zöliakie, unklare Malabsorptionssyndrome und Steatorrhoen).
2. Klinische Grundlagen:
   Bei dieser Erkrankung kommt es durch eine Unverträglichkeit gegen Gluten, dem Klebereiweiß unserer Getreide, zu totalem Zottenschwund oder Zottenreduktion der proximalen Dünndarmschleimhaut, stark verlängerten Krypten mit gesteigerter Mitoserate und hochgradig verändertem Oberflächenepithel. Der Wirkungsmechanismus des unverträglichen Glutens oder seines alkohollöslichen Teils, des Gliadins, ist noch ungeklärt. Die Schleimhautveränderungen führen zur generalisierten Malabsorption mit den führenden Symptomen Durchfall und Steatorrhoe.
3. Prinzip der Diät:
   Die Diät muß vollständig glutenfrei hergestellt werden, d.h. alle glutenhaltigen Nahrungsstoffe: Weizen, Roggen, Gerste und Hafer sind verboten. Das bedeutet die Ausschaltung von Brot, Kuchen und Teigwaren (Nudeln, Spätzle, Grieß) und von zusammengesetzten Lebensmitteln wie Fleisch- und Gemüsekonserven, Trockensuppen, Keksen und Pralinen. Zum Binden von Suppen und Soßen dürfen keine Mehle, sondern nur Stärke verwendet werden (Reis-, Mais- und Kartoffelstärke), Sago und Maisgrieß. Anfänglich wird auch die Fettzufuhr auf 20-30 g täglich reduziert und ein Teil der erlaubten Fettmenge als Triglyceride mittelkettiger Fettsäuren (MCT) verabreicht. In der ersten Phase der diätetischen Behandlung sollten auch Milch und Milchprodukte gemieden werden, weil bei der Sprue auch die Aktivität der Disaccharidasen, insbesondere der Laktase der Dünndarmmukosa vermindert ist, so daß die Laktose (Milchzucker) schlecht aufgeschlossen und resorbiert werden kann. Durch bakteriellen Zuckerabbau können Durchfälle ausgelöst werden. Die Nährstoffrelationen betragen: Eiweiß 13%, Fett 35% und Kohlenhydrate 52% der Energiezufuhr. In der ersten Zeit muß bei diätetischer Behandlung mit milchfreier Kost Kalzium zusätzlich oral zugeführt werden.
4. Anmerkung:
   Von größter Wichtigkeit ist die Gabe von kleber- oder glutenfreiem Brot.

Diät bei Sprue, ca. 9,4 MJ = 9410 kJ (2250 kcal)

ca. 70 g Eiweiß, 90 g Fett, 290 g Kohlenhydrate

	Menge	E tierisch	E pflanzlich	F	KH	Energie	
	g	g	g	g	g	kJ	kcal
1. Frühstück							
Kaffee							
Kondensmilch 7,5% Fett	10	1		1	1	59	14
Zucker	5				5	82	20
Glutenfreies Brot[a]	60		3	1	29	595	142
Butter	15			12		489	117
Ei, gekocht	1 Stück	6		6		347	83
Honig	30				24	383	92
		7	3	20	59	1955	468
2. Frühstück							
Trinkmilch 3,5% Fett	200	7		7	10	552	132
Glutenfreies Brot[a]	30		2	1	15	297	71
Butter	10			8		326	78
Fleischwurst	20	2		7		305	73
		9	2	23	25	1480	354
Mittagessen							
Bouillon mit Eieinlauf							
Bouillon	150	2		2	2	94	23
Ei	15	2		2		107	26
Gegrilltes Schweineschnitzel	100	21		8		703	168
Rosenkohl							
Rosenkohl	150		7	1	11	326	78
Margarine	10			8		305	73
Kartoffeln	150		3		28	533	128
Orangencreme							
Orangensaft	150		1		17	308	74
Mondamin	10				9	155	37
Zucker	10				10	165	39
		25	11	21	77	2696	646

[a] Glutenfreies Brot, hergestellt aus Fertigmehlmischung; Bezugsquelle: s. „Grüne Liste 1983"

Abkürzungen s. Verzeichnis S. XII

Diät bei Sprue, ca. 9,4 MJ = 9410 kJ (2250 kcal)

ca. 70 g Eiweiß, 90 g Fett, 290 g Kohlenhydrate

	Menge	E tierisch	E pflanzlich	F	KH	Energie	
	g	g	g	g	g	kJ	kcal
Vesper							
Kaffee							
Kondensmilch 7,5% Fett	10	1		1	1	59	14
Zucker	5				5	82	20
Glutenfreies Brot[a]	30		2	1	15	297	71
Butter	10			8		326	78
Marmelade	20				13	213	51
		1	2	10	34	977	234
Abendessen							
Tee							
Zucker	5				5	82	20
Rote Grütze							
Himbeeren	100		1		8	167	40
Johannisbeeren	100		1		8	155	37
Wasser							
Sago	20				17	305	73
Zucker	30				30	494	118
Vanillesoße							
Trinkmilch 3,5% Fett	80	3		3	4	221	53
Mondamin	5				4	77	19
Vanillinzucker	5				5	82	20
Glutenfreies Brot[a]	20		1		10	198	47
Butter	10			8		326	78
Schmelzkäse 20% F.i.Tr.	30	5		3	3	246	59
		8	3	14	94	2353	564

[a] Glutenfreies Brot, hergestellt aus Fertigmehlmischung; Bezugsquelle: s. „Grüne Liste 1983"

Abkürzungen s. Verzeichnis S. XII

Diät bei Sprue, ca. 9,4 MJ = 9410 kJ (2250 kcal)

ca. 70 g Eiweiß, 90 g Fett, 290 g Kohlenhydrate

Zusammenfassung	E tierisch	E pflanzlich	F	KH	Energie	
	g	g	g	g	kJ	kcal
1. Frühstück	7	3	20	59	1955	468
2. Frühstück	9	2	23	25	1480	354
Mittagessen	25	11	21	77	2696	646
Vesper	1	2	10	34	977	234
Abendessen	8	3	14	94	2353	564
	50	21	88	289	9461	2266
	71					
Energie %	13		35	52		

Abkürzungen s. Verzeichnis S. XII

Diät nach ausgedehnter Dünndarmresektion

1. Indikation:
   Bei Patienten mit ausgedehnter Dünndarmresektion, bei denen die Verkleinerung der Resorptionsfläche zu Durchfällen und starkem Gewichtsverlust führt.

2. Klinische Grundlagen:
   Ausgedehnte Dünndarmresektionen sind gelegentlich nach Traumen, Verschlüssen von Dünndarmgefäßen, Volvulus oder bei chronisch entzündlichen Darmerkrankungen erforderlich. Die veränderte und unzureichende Resorption führt häufig zu Durchfällen und starken Gewichtsverlusten. Die Beschwerden sind postoperativ am stärksten, später kommt es zu einer gewissen Adaptation und Hypertrophie des Restdarmes. Obwohl alle Nahrungsbestandteile schlechter resorbiert werden, steht die gestörte Fettresorption (Steatorrhoe) durch herabgesetzte Mizellenbildung (Gallensäurenmangel) klinisch im Vordergrund.

3. Prinzip der Diät:
   Weil die Nahrungsausnutzung vermindert ist, läßt sich eine Gewichtszunahme nur durch eine hohe Energiezufuhr von mehr als 13 MJ = 13 000 kJ (3100 kcal) erreichen. Die Fettzufuhr muß insgesamt eingeschränkt, der individuellen Verträglichkeit angepaßt und zu einem hohen Prozentsatz (ca. 50%) durch Triglyceride mittelkettiger Fettsäuren (MCT) ersetzt werden. Zur Initialernährung stehen neuerdings standardisierte, niedermolekulare Formeldiäten mit Di- und Oligopeptiden als Proteinträger zur vollständigen oralen oder Sondenernährung (evtl. mit kontinuierlichen Ernährungspumpen) zur Verfügung. Allmählich muß eine Ernährung mit sehr häufigen, kleinen Mahlzeiten (zusammengestellt aus leicht aufschließbaren, ballaststoffarmen Lebensmitteln) angestrebt werden. Um bei hoher Nährstoffdichte das Nahrungsvolumen möglichst klein zu halten, können die Mahlzeiten unter Einbeziehung von nährstoffdefinierten, hochmolekularen Formeldiäten mit MCT (Pulverform oder gebrauchsfertig als Trinknahrung) angereichert oder ergänzt werden. Bei gleichzeitiger Verabreichung von mittelkettigen Fettsäuren und Eiweißhydrolysaten können durch eine Hyperosmolalität im Lumen Durchfälle ausgelöst werden. Die Zufuhr von Milch und Milchzuckern muß wegen eines Laktasemangels eingeschränkt werden.

Diät nach ausgedehnter Dünndarmresektion

Die Nährstoffrelationen betragen: Eiweiß 17%, Fett 25% und Kohlenhydrate 58% der Energiezufuhr.

4. Anmerkung:
Wichtig ist die adäquate Zufuhr und Aufnahme von Kalzium, Magnesium, Zink, Eisen und Phosphat (Serumwerte kontrollieren!). Nach distaler Dünndarmresektion besteht ein erhöhtes Oxalatsteinrisiko in Nieren und Harnwegen, so daß die orale Oxalsäurezufuhr niedrig gehalten werden muß. Die Ileumresektion beeinträchtigt die Resorption von Gallensäuren, so daß eine lithogene Galle durch Reduktion der Gallensäurenkonzentration in der Galle entsteht, die die Bildung von Cholesteringallensteinen fördert.

Diät nach ausgedehnter Dünndarmresektion ca. 13,9 MJ = 13990 kJ (3330 kcal)

ca. 145 g Eiweiß, 90 g Fett, davon 53 g MCT, 470 g Kohlenhydrate

	Menge	E tierisch	E pflanzlich	F	MCT	KH	Energie	
	g	g	g	g	g	g	kJ	kcal
7 Uhr								
Trinknahrung „Schoko" mit MCT („gebrauchsfertig")	300	14		9	4,5	41	1275	300
Löffelbiskuit	30	3		2		25	524	123
		17		11	4,5	66	1799	423
9 Uhr								
Tee								
Weißbrot	60		5	1		30	653	156
MCT-Margarine	10			8	8		274	65
Lachsschinken	30	5		2			181	43
Marmelade	20					13	213	51
Banane (ohne Schale)	80		1			19	331	79
		5	6	11	8	62	1652	394
11 Uhr								
Fleischbrühe }	200	2		2		2	140	34
Nährstoffkonzentrat mit MCT („Pulver") }	40	9		6	5	22	752	179
Weißbrot	30		3			15	326	78
		11	3	8	5	39	1218	291
13 Uhr								
Hühnerfrikassee mit Spargel								
Huhn, Brust	70	16		1			319	76
Spargel (Dose)	100		2			2	79	19
Mehl, Type 405	10		1			7	154	37
Nährstoffkonzentrat mit MCT („Pulver")	20	4		3	2	11	376	90
MCT-Margarine	10			8	8		274	65
Reis	40		3			32	616	147
Obstkonserve	100		1			20	350	84
		20	7	12	10	72	2168	518

Abkürzungen s. Verzeichnis S. XII

Diät nach ausgedehnter Dünndarmresektion
ca. 13,9 MJ = 13990 kJ (3330 kcal)

ca. 145 g Eiweiß, 90 g Fett, davon 53 g MCT, 470 g Kohlenhydrate

	Menge	E tierisch	E pflanzlich	F	MCT	KH	Energie	
	g	g	g	g	g	g	kJ	kcal
15 Uhr								
Tee								
Weißbrot	60		5	1		30	653	156
MCT-Margarine	10			8	8		274	65
Gekochter Schinken (Dose)	30	6		4			271	65
Hüttenkäse, 20% F.i.Tr.	40	6		2		1	209	50
Eiswaffeln	30		3			24	522	123
		12	8	15	8	55	1929	459
17 Uhr								
Trinknahrung „Schoko" mit MCT („gebrauchsfertig")	300	14		9	4,5	41	1275	300
„Russisch Brot"	30	2				27	501	120
		16		9	4,5	68	1776	420
19 Uhr								
Tee								
Weißbrot	60		5	1		30	653	156
MCT-Margarine	10			8	8		274	65
Rinderschinken	30	12		3			332	79
Camembert, 30% F.i.Tr.	30	7		4		1	283	68
Obstkonserve	100		1			20	350	84
		19	6	16	8	51	1892	452
21 Uhr								
Orangensaft }	150		1			16	308	74
Nährstoffkonzentrat mit MCT („Pulver") }	40	9		6	5	22	752	179
Zwieback	30	3		2		21	497	119
		12	1	8	5	59	1557	372

Abkürzungen s. Verzeichnis S. XII

Diät nach ausgedehnter Dünndarmresektion ca. 13,9 MJ = 13990 kJ (3330 kcal)

ca. 145 g Eiweiß, 90 g Fett, davon 53 g MCT, 470 g Kohlenhydrate

	E tie-risch	E pflanz-lich	F	MCT	KH	Energie	
	g	g	g	g	g	kJ	kcal
Zusammenfassung							
7 Uhr	17		11	4,5	66	1799	423
9 Uhr	5	6	11	8	62	1652	394
11 Uhr	11	3	8	5	39	1218	291
13 Uhr	20	7	12	10	72	2168	518
15 Uhr	12	8	15	8	55	1929	459
17 Uhr	16		9	4,5	68	1776	420
19 Uhr	19	6	16	8	51	1892	452
21 Uhr	12	1	8	5	59	1557	372
	112	31	90	53	472	13991	3329
	143						
Energie %	17		25		58		

Abkürzungen s. Verzeichnis S. XII

Kost für Stomaträger

1. Indikation:
   Für Patienten mit Ileostoma und Kolostoma

2. Klinische Grundlagen:
   Durch Verlust des Kontinzenorgans nach Anlage eines Ileo- oder Kolostomas ist eine willkürliche Beeinflussung der Darmentleerung nicht mehr möglich. Daher sind Stomaträger von Nahrungsmittelunverträglichkeiten mit den Symptomen Flatulenz, Geruchsbelästigung und Durchfall besonders häufig betroffen, beim Kolostoma offenbar etwas mehr als beim Ileostoma. Bei Ileostomaträgern kommt es nach fast jeder größeren Mahlzeit zur Entleerung, während Kolostomaträger die Hauptmenge nach dem Frühstück absetzen. Daher sollte der Ileostomaträger die Abendmahlzeit nicht zu spät einnehmen, um größere Stomaentleerungen während der Nacht zu vermeiden. Da nach Kolonresektion dem Ileostomaträger das wichtigste Organ für die Wasser- und Elektrolytresorption fehlt, muß er besonders auf Elektrolyt- und Flüssigkeitsverluste achten und für eine orale Flüssigkeitsaufnahme sorgen, die zu einer täglichen Urinmenge von mindestens 1 l führt. Die tägliche Kochsalzzufuhr sollte bei etwa 6–9 g liegen. Stomaträger neigen zur verstärkten Nierensteinbildung.

3. Prinzip der Kost:
   Allgemein gültige Kostvorschriften sind beim Stomaträger nicht möglich: unter Berücksichtigung der Nahrungsunverträglichkeiten muß der Stomaträger durch Beobachtung und Erfahrung herausfinden, welche Nahrungszusammensetzung für ihn am günstigsten und am wenigsten belästigend wirkt. Im Krankenhaus beginnt postoperativ der Nahrungsaufbau mit Schleimsuppen, Zwieback, Tee und Knäckebrot. Es werden dann langsam neue Nahrungsmittel zugelegt und genau Buch darüber geführt, welche Nahrungsmittel Unverträglichkeit hervorrufen. Dabei wird relativ schnell herausgefunden, welche Nahrungsmittel zu verstärkten Blähungen, Durchfällen und Geruchsbelästigung führen.
   Beim *Ileostoma* muß – wie schon erwähnt – auf eine ausreichende Flüssigkeitszufuhr geachtet werden, so daß täglich mit dem Urin mindestens 1 l ausgeschieden wird. Größere Kochsalzmengen wirken beim Ileostomaträger laxierend, niedrigere gefährden die Elektrolytbilanz (Vorsicht

vor Diuretika!). Stomaträger neigen zur verstärkten Nierensteinbildung. Fruchtsäfte, insbesondere von Zitrusfrüchten, sollten vermieden werden, da das Stoma und die umgebende Haut dadurch stark gereizt werden können. Zu einer starken Geruchsbelästigung führen beim Ileostoma Eier, Fisch und Käse, Pilze, Zwiebeln und Knoblauch. Viele Ileostomaträger bemerken ein vermehrtes Stuhlvolumen nach Genuß von konzentrierten Alkoholika, wodurch erhebliche Flüssigkeitsverluste hervorgerufen werden können. Bier kann blähend wirken.
Ileo- und Kolostomaträger sind besonders häufig durch die mit Geruchsbelästigung einhergehende Flatulenz beeinträchtigt, wobei Gemüse, insbesondere Erbsen, Bohnen, Gurken, Zwiebeln, frisches Brot, nicht aber Obst auslösend wirken, hingegen Joghurt eher flatulenzhemmend wirkt.
Nach dem Verzehr von Obst treten beim Kolostoma häufigere Darmentleerungen auf als beim Ileostoma.
Alle Nahrungsentleerungen müssen vorsichtig kontrolliert erfolgen.

Ballaststoffreiche Kost bei Obstipation und Folgeerkrankungen

1. Indikation:
   Bei chronischer Obstipation, Divertikulose, irritablem Kolon, Hämorrhoiden und zur Gewichtsreduktion.

2. Klinische Grundlagen:
   Aufgrund epidemiologischer Untersuchungen wird vermutet, daß die Zunahme bestimmter gastroenterologischer Erkrankungen, insbesondere chronische Obstipation, Divertikulose, irritables Kolon und evtl. auch Darmkrebs mit auf die ballaststoffarme (schlackenarme) Ernährung in den Industrieländern zurückgeht. Dafür scheinen auch epidemiologische Beobachtungen bei Afrikanern zu sprechen, die bei ballaststoffreicher (40–80 g/Tag) Kost viel seltener die o. g. „Zivilisationskrankheiten" entwickeln sollen. Daher wird zur Prophylaxe und Therapie der Divertikulose, beim Reizdarm und Verstopfung eine ballaststoff- und schlakkenreiche Ernährung, die Vermeidung von leicht aufschließbaren Kohlenhydraten sowie die Reduktion von Fleisch und Fett in der Nahrung empfohlen.
   Jede Form der chronischen Verstopfung („Darmträgheit") ohne erkennbare Organveränderung ist von der Ernährung abhängig: ballaststoffreiche Pflanzenkost erhöht die Stuhlmenge, Fleisch-Fettkost wird vollständiger resorbiert. Die Tätigkeit des Dickdarms wird durch dickdarmfüllende Nahrungsreste („Schlacken") angeregt. Daher muß die Ernährung auf eine ballaststoffreiche Kost mit Vollkornbrot (Roggenschrotbrote, Weizenschrotbrote, Roggenknäcke- und Roggentoastbrote), Frischkornbreien (Müsli), Gemüsen, Salaten und Obst umgestellt werden. Die Ballaststoffzufuhr sollte ca. 35–50 g täglich betragen. Kohl und Hülsenfrüchte müssen meistens vermieden werden, weil sie zu starken Blähungen führen können. Körperliche Bewegung und Bauchdeckenmassage sind empfehlenswert.
   Mit zunehmendem Alter (über 50 Jahre) finden sich gehäuft Divertikel im Kolon, besonders jedoch im Sigma. Sie werden meistens zufällig röntgenologisch entdeckt, können aber auch Ursache häufiger, morgendlicher, kurz aufeinander folgender, manchmal explosionsartiger Durchfälle sein. Für die Entstehung der Divertikel wird eine ballaststoff- und schlackenarme Kost mit verantwortlich gemacht, die zu verstärkter Segmentation im Sigma mit erhöhtem Druckaufbau im Lumen führen

kann. Bei Obstipation mit stagnierenden Kotmassen kann sich in den Divertikeln eine Entzündung mit Schmerzen, Durchfällen sowie Blut- und Schleimabgang entwickeln.
Beim Reizdarm stehen krampfartige Bauchschmerzen, Verstopfung (Schafkotstuhl) und Schleimabgänge, manchmal aber auch morgendliche, häufige, durchfallartige kleine Stuhlentleerungen im Vordergrund der Beschwerden.

3. Prinzip der Kost:
Es handelt sich um eine qualitativ und quantitativ ausgewogene, den individuellen Erfordernissen angepaßte Normalkost. Die Nährstoffrelationen betragen etwa: Eiweiß 15%, Fett 34% und Kohlenhydrate 50–51% der Energiezufuhr. Dabei werden ballaststoffreiche Lebensmittel bevorzugt verabreicht.
Ballaststoffe sind Bestandteile pflanzlicher Lebensmittel, insbesondere der Pflanzenzellwände, die von menschlichen Verdauungssekreten nicht abgebaut werden können. Die Ballaststoffe sind stofflich nicht einheitlich, sondern bestehen aus einer Vielzahl von Komponenten mit wechselnder Zusammensetzung. Zu den Ballaststoffen in den Lebensmitteln gehören die Füllstoffe Zellulose, Hemizellulose und Lignine, die besonders in den Gemüsen und Getreiden vorkommen, sowie die Pektine im Obst, die wegen ihrer Wasserbindungsfähigkeit als Quellstoffe bekannt sind. Ballaststoffe sind aufgrund ihrer chemischen und physikalischen Eigenschaften in der Lage, die Verdauungsvorgänge zu beeinflussen. Wegen ihrer Quellfähigkeit durch Wasserbindung führen Ballaststoffe zur Gewichts- und Volumenvergrößerung des Darminhaltes. Dadurch kommt es zu verstärkter Darmmotilität, verkürzter Transitzeit und erhöhtem Stuhlgewicht. Daran sind besonders die nichtzellulosehaltigen, pentosehaltigen Polysaccharide und Lignine beteiligt, die besonders reichlich in Weizenkleie, Vollkornbrot (Roggenmehl), Graham- und Knäckebrot sowie Kohl, Spinat, Karotten, Erbsen, Kartoffeln und Äpfeln enthalten sind. Während noch um die Jahrhundertwende der Ballaststoffverzehr mit der Nahrung bei etwa 50 g pro Tag lag, ist er jetzt auf weniger als die Hälfte zurückgegangen.
Zur ballaststoffreichen Kost eignen sich Vollkornbrot aus Roggen und Weizen sowie Spezialbrote (Leinsamenbrot), Kartoffeln, zellulosereiche

Gemüse (Sauerkraut, Radieschen, Rettich), Trockenobst (Backpflaumen, Aprikosen, Feigen, Datteln) und frisches Obst (s. Tabelle *Ballaststoffreiche Lebensmittel* S. 216). Obst- und Gemüsesäfte, Joghurt und Buttermilch sind ebenfalls empfehlenswert. Die tägliche Menge an Ballaststoffen sollte bei 35–50 g liegen. Zusätzlich werden zur ballaststoffreichen Ernährung 3–5 Eßlöffel Weizenkleie (15–25 g) empfohlen, evtl. in Verbindung mit Leinsamen; weil Weizenkleie das 4- bis 5fache des Eigengewichtes an Wasser zu binden vermag, muß auf reichlich Flüssigkeitszufuhr geachtet werden.
Schokolade, Pralinen, Kakao, Rotwein und Tee sind unerwünscht. Häufige kleine Mahlzeiten sind ratsam.
Bei Divertikulitis wird vorübergehend auf eine flüssige, schlackenarme, evtl. nährstoffdefinierte Formeldiät übergegangen, die im oberen Dünndarm resorbiert wird.

4. Anmerkung:
   Für die diätetische Behandlung der Colitis ulcerosa und regionären Enterocolitis granulomatosa (Morbus Crohn) liegen noch keine gesicherten Untersuchungen vor, die Diätempfehlungen rechtfertigen. Lebensmittel mit blähender oder laxierender Wirkung sollten vermieden werden. Bei einem Teil der Patienten hat der Entzug von Milch und Milchprodukten einen günstigen Einfluß auf die Beschwerden. Bei schweren Verläufen wird eine Ernährung mit vollsynthetischen Formeldiäten empfohlen, die im oberen Dünndarm resorbiert werden.

6.8 Tagesbeispiel

Ballaststoffreiche Kost ca. 9 MJ = 9000 kJ (2150 kcal)

ca. 75 g Eiweiß, 75 g Fett, 260 g Kohlenhydrate, 50 g Ballaststoffe

	Menge	E tierisch	E pflanzlich	F	KH	Ballaststoffe	Energie	
	g	g	g	g	g	g	kJ	kcal
1. Frühstück								
Tee								
Müsli								
Haferflocken	30		4	2	20	2	509	122
Trockenpflaumen	15				10	2	182	44
Orange	30				4	1	68	16
Apfel	30				4	1	69	17
Honig	10				8		128	31
Joghurt, mind. 3,5% Fett	100	4		4	5		293	70
		4	4	6	51	6	1249	300
2. Frühstück								
Kaffee								
Kondensmilch, 7,5% Fett	10	1		1	1		59	14
Roggenvollkornbrot	60		4	1	28	6	602	144
Butter	10			8			326	78
Ei, gekocht	1 Stück	6		6			347	83
		7	4	16	29	6	1334	319
Mittagessen								
Hirschragout								
Hirschfleisch	120	25		4			624	148
Speck, fett	10			9			358	86
Zwiebeln	10				1		17	4
Jägerkohl								
Weißkohl	120		2		5	6	120	29
Apfel	30				4	1	69	17
Öl	5			5			195	47
Zwiebeln	10				1		17	4
Kartoffeln	150		3		28	5	546	131
Kompott mit Weizenkleie								
Birne (Dose)	80				14		240	58
Preiselbeeren (Dose)	40				19		328	78
Weizenkleie	10		2		1	6	65	15
		25	7	18	77	18	2579	617

Abkürzungen s. Verzeichnis S. XII

Ballaststoffreiche Kost
ca. 9 MJ = 9000 kJ (2150 kcal)

ca. 75 g Eiweiß, 75 g Fett, 260 g Kohlenhydrate, 50 g Ballaststoffe

	Menge	E tie-risch	E pflanz-lich	F	KH	Bal-last-stoffe	Energie	
	g	g	g	g	g	g	kJ	kcal
Vesper								
Kaffee oder Tee								
Kondensmilch, 7,5% Fett	10	1		1	1		59	14
Knäckebrot	16		2		12	2	254	61
Roggenvollkornbrot	30		2	1	14	3	301	72
Butter	15			12			489	117
Banane, ohne Schale	100		1		23	3	414	99
		1	5	14	50	8	1517	363
Abendessen								
Tee								
Pumpernickel	30		2		15	4	310	74
Roggenvollkornbrot	30		2	1	14	3	301	72
„Kaltes Roastbeef"	30	6		4			273	65
Edelpilzkäse, 50% F.i.Tr.	30	7		10	1		519	124
Butter	15			12			489	117
Tomate	50				2	1	40	10
Apfelmus mit Weizenkleie								
Apfelmus (Dose)	100				19		331	79
Weizenkleie	10		2		1	6	65	15
		13	6	23	52	14	2328	556
Zusammenfassung								
1. Frühstück		4	4	6	51	6	1259	300
2. Frühstück		7	4	16	29	6	1334	319
Mittagessen		25	7	18	77	18	2579	617
Vesper		1	5	14	50	8	1517	363
Abendessen		13	6	23	52	14	2328	556
		50	26	77	259	52	9017	2155
		76						
Energie %		15		34	51			

Abkürzungen s. Verzeichnis S. XII

Diät nach akuter Pankreatitis (Bauchspeicheldrüsenentzündung)

1. Indikation:
   Nach akuter Pankreatitis, rezidivierender akuter Pankreatitis und Pankreasnekrose, chronisch rezidivierender Pankreatitis.

2. Klinische Grundlagen:
   Die akute und rezidivierend akute Bauchspeicheldrüsenentzündung erfordert eine absolute Nahrungskarenz für mehrere Tage. An die Phase der Nahrungskarenz schließt sich sehr vorsichtig eine Aufbaukost mit ungesüßtem Tee, Kamillentee, gesüßtem Tee, Wasserschleimsuppen, Breikost, Gemüsesuppen, Weißbrot, usw. an. Schließlich wird zur nachstehenden Diät oder zur „blanden" Diät übergegangen. Mit der Fettzufuhr muß besonders vorsichtig begonnen werden, frühestens 10 Tage nach Abklingen der entzündlichen Erscheinungen wird langsam aufbauend von 10 bis auf 50 g Fett täglich gesteigert. Kalte Getränke jeder Art, kalte Fruchtsäfte, Cola-Getränke und Alkohol sind über lange Zeiträume verboten.

3. Prinzip der Diät:
   a) Fettarm (unter 50 g pro Tag), möglichst unter Verwendung leicht resorbierbarer Fette, Margarine aus mittelkettigen Triglyceriden.
   b) Leicht resorbierbare Kohlenhydrate in Form von Traubenzucker, Weißbrot, Reis, Nudeln; zellulosearme Gemüse und Obst.
   c) Bindegewebsarmes Fleisch (Kalb, Huhn), magerer Fisch, Magerquark und Eiklar.
      Die Nährstoffrelationen betragen etwa: Eiweiß 17%, Fett 25% und Kohlenhydrate 58% der Energiezufuhr.

Diät nach akuter Pankreatitis, ca. 7,7 MJ = 7740 kJ (1850 kcal)

ca. 75 g Eiweiß, 50 g Fett, 260 g Kohlenhydrate

	Menge	E tierisch	E pflanzlich	F	KH	Energie	
	g	g	g	g	g	kJ	kcal
1. Frühstück							
Tee							
Zucker	5				5	82	20
Toast	60		5	1	30	653	156
MCT-Margarine	20			16		561	134
Speisequark mager	50	9			1	184	44
Lachsschinken	30	5		2		181	43
		14	5	19	36	1661	397
2. Frühstück							
Banane ohne Schale	100		1		21	377	90
Mittagessen							
Kalbsbouillon mit Reis							
Kalbsbouillon	150	2		2	2	96	23
Reis	5				4	77	18
Hühnerfrikassee mit Spargel							
Hühnerfleisch (Brust)	100	23		1		456	109
Spargel (Dose)	100		2		2	79	19
MCT-Margarine	10			8		280	67
Mehl	10		1		7	154	37
Kartoffelbrei							
Kartoffeln	120		2		23	427	102
Entrahmte Trinkmilch	50	2			3	73	18
Zimtcreme							
Entrahmte Trinkmilch	150	6			8	220	53
Vanillepulver	10				9	155	37
Zucker, Zimt	10				10	165	39
		33	5	11	68	2182	522

Abkürzungen s. Verzeichnis S. XII

Diät nach akuter Pankreatitis, ca. 7,7 MJ = 7740 kJ (1850 kcal)

ca. 75 g Eiweiß, 50 g Fett, 260 g Kohlenhydrate

	Menge	E tierisch	E pflanzlich	F	KH	Energie	
	g	g	g	g	g	kJ	kcal
Vesper							
Tee							
Zucker	5				5	82	20
Toast	40		3		20	435	104
MCT-Margarine	10			8		280	67
			3	8	25	797	191
Abendessen							
Tee							
Zucker	5				5	82	20
Orangenreis							
Reis	30		2		24	460	110
Filierte Orange	120		1		11	271	65
Zucker	10				10	165	39
Knäckebrot	16		2		12	254	61
MCT-Margarine	10			8		280	67
Hüttenkäse 20% F.i.Tr.	50	7		2	1	226	54
		7	5	10	63	1738	416
Spätmahlzeit							
Apfelmus (Dose)	120				23	397	95
Zwieback	30		3	2	21	497	119
			3	2	44	894	214

Abkürzungen s. Verzeichnis S. XII

Diät nach akuter Pankreatitis, ca. 7,7 MJ = 7740 kJ (1850 kcal)

ca. 75 g Eiweiß, 50 g Fett, 260 g Kohlenhydrate

	E tierisch	E pflanzlich	F	KH	Energie	
	g	g	g	g	kJ	kcal
Zusammenfassung						
1. Frühstück	14	5	19	36	1661	397
2. Frühstück		1		21	377	90
Mittagessen	33	5	11	68	2182	522
Vesper		3	8	25	797	191
Abendessen	7	5	10	63	1738	416
Spätmahlzeit		3	2	44	894	214
	54	22	50	257	7649	1830
	76					
Energie %	17		25	58		

Abkürzungen s. Verzeichnis S. XII

Diät nach Pankreatektomie

1. Indikation:
Für Patienten mit mehr als Zweidrittelresektion der Bauchspeicheldrüse.

2. Klinische Grundlagen:
Pankreatektomien werden zunehmend häufiger bei früh entdeckten Pankreaskarzinomen und therapieresistenter chronischer Pankreatitis einschließlich ihrer Komplikationen durchgeführt. Bei der totalen und subtotalen Duodenopankreatektomie handelt es sich um eine ausgedehnte Operation (nach Whipple), bei der das gesamte Pankreas, Duodenum, Zweidrittelresektion des Magens und in den meisten Fällen auch die Gallenblase und die Milz entfernt werden. Daraus ergibt sich, daß postoperativ eine Fülle von Störungen auftreten können: Syndrom des kleinen Magens, Dumpingsyndrom (6.4), Blindsacksyndrom, Malassimilation (6.5), Diabetes mellitus u.a.

3. Prinzip der Diät:
Nach einer Pankreatektomie müssen folgende diätetische Grundprinzipien besonders beachtet werden:
   1. Obwohl der postoperativ entstehende insulinpflichtige Diabetes mellitus meistens nur geringe Einstellungsschwierigkeiten macht, sollte die Insulineinstellung nicht zu scharf erfolgen, weil der pankreaslose Patient hochgradig insulinempfindlich ist (Glucagonmangel?) und zu schweren Hypoglykämien neigt. Der Insulinbedarf liegt in der Regel zwischen 30–50 IE pro Tag und sollte in mindestens 2, häufig besser 3 Injektionen erfolgen. Langwirkende Verzögerungsinsuline müssen vermieden werden.
   2. Die diätetischen Richtlinien beim kleinen Magen, Dumpingsyndrom und Malassimilation sind an anderer Stelle beschrieben worden. Darüber hinaus sollten pankreatektomierte Patienten folgende allgemeine diätetische Empfehlung einhalten (nach Siewert und Lankisch):
   strikte Alkoholkarenz, Beschränkung des Fettanteils der Nahrung auf 25% = 50 g Gesamtfett, davon 35–40 g MCT, häufige kleine Mahlzeiten, Vermeiden von kalten Getränken und Speisen, die akut Schmerzen verursachen können sowie von „unverträglichen“, d.h. Beschwerden verursachenden Lebensmitteln, Anwendung kochtechnischer Verfahren mit fettarmer Zubereitung.

Wichtiger ist die Therapie der pankreatogenen Steatorrhoe durch Enzyme:
5–10 g Pancretin pro Tag, vorzugsweise in Granulatform ohne Gallensäurezusatz. Die Fettzufuhr sollte 50 g (maximal 70 g) pro Tag nicht überschreiten, wobei mittelkettige Triglyceride (MCT) bevorzugt werden. Durch die Malassimilation ist die Resorption, insbesondere der fettlöslichen Vitamine gestört, so daß sie parenteral zugeführt werden müssen: alle 4 Wochen 100000 IE Vitamin A, 10000 IE Vitamin D_3, 100 mg Vitamin E, 10 mg Vitamin K und 1000 µg Vitamin B_{12}. Da eine anhaltende Steatorrhoe zu Kalziumverlusten führt, ist zur Vermeidung einer Osteoporose die zusätzliche Substitution von 1 g Kalzium oral, ggf. in Kombination mit Natriumfluorid (40–80 mg/Tag) erforderlich.

4. Anmerkung:
Die Verteilung des Tagesbedarfs an Kohlenhydraten, Eiweiß und Fett sollte folgendermaßen vorgenommen werden:

	%
1. Frühstück	20
2. Frühstück	20
Mittagessen	20
Vesper	10
Abendessen	20
Spätmahlzeit	10

6.9.2 Tagesbeispiel

Diät nach Pankreatektomie ca. 7,8 MJ = 7800 kJ (1865 kcal)

ca. 95 g Eiweiß, 50 g Fett, davon 24 g MCT, 245 g Kohlenhydrate

	Menge	E tierisch	E pflanzlich	F	MCT	KH	BE	Energie	
	g	g	g	g	g	g		kJ	kcal
1. Frühstück									
Graubrot	100		6	1		51	4	1059	253
MCT-Margarine	5			4	4			137	33
Lachsschinken	30	5		2				180	43
Hüttenkäse, 20% F. i. Tr.	50	8		2		1		259	62
Kaffee									
Trinkmilch, 1,5% Fett	20	1				1		41	10
		14	6	9	4	53	4	1676	401
2. Frühstück									
Graubrot	50		3	1		26	2	530	127
MCT-Margarine	5			4	4			137	33
Schmelzkäse, 20% F. i. Tr.	40	7		4		4		328	78
Mandarine, ohne Schale	110		1			12	1	222	53
Tee									
		7	4	9	4	42	3	1216	291
Mittagessen									
Hühnersuppentopf									
Huhn, Keule	80	17		3				402	96
Bouillon									
Bandnudeln (Eierteigware)	35	5		1		25	2	571	137
Spargel (Dose)	50		1			1		40	10
Bohnen, grün (Dose)	40		1			2		38	9
Tomatenwürfel	40					1		32	8
MCT-Margarine	5			4	4			137	33
Graubrot	25		2			12	1	265	63
Banane, ohne Schale	50		1			6	1	207	50
		22	5	8	4	54	4	1692	406

Abkürzungen s. Verzeichnis S. XII

Diät nach Pankreatektomie ca. 7,8 MJ = 7800 kJ (1865 kcal)

ca. 95 g Eiweiß, 50 g Fett, davon 24 g MCT, 245 g Kohlenhydrate

	Menge	E tie-risch	E pflanz-lich	F	MCT	KH	BE	Energie	
	g	g	g	g	g	g		kJ	kcal
Vesper									
Knäckebrot	25		3			19	1½	401	96
MCT-Margarine	5			4	4			137	33
Kalorienreduzierte Marmelade	20					6	½	108	26
Magerquark	40	6				1		138	33
Kaffee									
Trinkmilch, 1,5% Fett	20	1				1		41	10
		7	3	4	4	27	2	825	298
Abendessen									
Graubrot	75		5	1		38	3	794	190
MCT-Margarine	5			4	4			137	33
Corned beef	50	11		3				320	77
Diätobstkonserve (Glas)	100					6	½	102	24
Tee									
		11	5	8	4	44	3½	1353	324
Spätmahlzeit									
Graubrot	50		3	1		26	2	530	127
MCT-Margarine	5			4	4			137	33
Camembert, 40% F. i. Tr.	30	7		6		1		372	89
Tee									
		7	3	11	4	27	2	1039	249

Abkürzungen s. Verzeichnis S. XII

Diät nach Pankreatektomie
ca. 7,8 MJ = 7800 kJ (1865 kcal)

ca. 95 g Eiweiß, 50 g Fett, davon 24 g MCT, 245 g Kohlenhydrate

Zusammenfassung	E tierisch g	E pflanzlich g	F g	MCT g	KH g	BE	Energie kJ	Energie kcal
1. Frühstück	14	6	9	4	53	4	1676	401
2. Frühstück	7	4	9	4	42	3	1216	291
Mittagessen	22	5	8	4	54	4	1692	406
Vesper	7	3	4	4	27	2	825	198
Abendessen	11	5	8	4	44	3½	1353	324
Spätmahlzeit	7	3	11	4	27	2	1039	249
	68	26	49	24	247	18½	7801	1869
	94							
Energie %	21		25		54			

Abkürzungen s. Verzeichnis S. XII

Diät nach Pankreatektomie ca. 9,3 MJ = 9300 kJ (2225 kcal)

ca. 110 g Eiweiß, 60 g Fett, davon 28 g MCT, 295 g Kohlenhydrate

	Menge g	E tie-risch g	E pflanz-lich g	F g	MCT g	KH g	BE	Energie kJ	Energie kcal
Um die Diät von **7,8 MJ = 7800 kJ (1865 kcal)**		68	26	49	24	247	18½	7801	1869
auf **9,3 MJ = 9300 kJ (2225 kcal)** zu ergänzen, sind z. B. folgende Lebensmittel geeignet:									
Rinderschinken	30	12		3				331	79
MCT-Margarine	5			4	4			137	33
Kartoffeln	65		1			12	1	237	57
Graubrot	75		5	1		38	3	794	190
		12	6	8	4	50	4	1499	359
Zusammenfassung		80	32	57	28	297	22½	9300	2228
		112							
Energie %		21		24		55			

Abkürzungen s. Verzeichnis S. XII

Diät bei drohender Leberzellinsuffizienz und nach portokavalem Shunt

1. Indikation:
   a) bei drohendem Coma hepaticum
   b) nach portokavalem Shunt.

2. Klinische Grundlagen:
   a) Im fortgeschrittenen Stadium chronischer Lebererkrankungen (Leberzirrhose) und bei akuten Lebererkrankungen nach massivem Parenchymuntergang kann es zu einer Beeinträchtigung der hepatogenen Entgiftungsfunktion kommen. Dadurch gelangen aus dem Darm resorbierte toxische Substanzen, bei denen es sich um Eiweißabbauprodukte wie Ammoniak handelt, ohne Entgiftung in den großen Kreislauf und ins Gehirn und lösen das Coma hepaticum aus.
   b) Durch Bildung von Nebenkreisläufen (Kollateralkreisläufen) bilden sich Varizen im Bereich der Magen- und Speiseröhrenvenen, die zu lebensgefährlichen Blutungen führen können. Bei bestimmten Kranken kann diese Gefahr durch Anlegen einer portokavalen Anastomose (Shunt) beseitigt werden. Der Vorteil wird durch eine verstärkte Störung der Entgiftungsfunktion der Leber erkauft.

3. Prinzip der Diät:
   Wegen der Herabsetzung der hepatogenen Entgiftungsfunktionen ist eine eiweißarme Diät angezeigt (30–40 g Eiweiß/Tag). Falls Ödeme und Aszites bestehen, ist eine Einschränkung der Natriumzufuhr erforderlich.

4. Anmerkung:
   Das zugeführte Eiweiß sollte überwiegend aus biologisch hochwertigem Eiweiß, wie Milch und Milchprodukten, Fleisch und Fisch, bestehen. Deshalb empfiehlt es sich, einen Teil des Brotes (100 g Brot enthalten 7–10 g pflanzliches Eiweiß) durch eiweißarmes Brot (100 g enthalten 1,5 g Eiweiß) zu ergänzen. Zur Umrechnung der verschiedenen Eiweißmengen in den Lebensmitteln befindet sich im Anhang eine Eiweiß-Äquivalenttabelle.

Eiweißarme Diät, ca. „40 g Eiweiß“, bei drol Leberzellinsuffizienz und nach portovakalem Shunt, 9,4 MJ = 9410 kJ (2250 kcal)

ca. 95 g Fett, 280 g Kohlenhydrate

	Menge	E tierisch	E pflanzlich	F	KH	Na	Energie	
	g	g	g	g	g	mg	kJ	kcal
1. Frühstück								
Tee								
Zucker	5				5		82	20
Eiweißarmes Brot[a]	40		1	1	22	100	422	101
Knäckebrot	16		2		12	74	254	61
Butter	20			16		1	649	155
Sahnequark 40% F. i. Tr.	50	6		6	2	14	347	83
Honig	30				24	2	383	92
		6	3	23	65	191	2137	512
2. Frühstück								
Erdbeerkompott	150		1		31	5	540	129
Mittagessen								
Rührei								
Ei	1 Stück	6		6		72	347	83
Butter	10			8		2	326	78
Gedünstete Kohlrabi								
Kohlrabi	200		4		9	20	218	52
Butter	10			8		2	326	78
Mehl	5		1		3		78	19
Kartoffeln	150		3		28	5	533	128
Birnenkompott	150				26	9	452	108
		6	8	22	66	110	2280	546

[a] Eiweißarmes Brot, hergestellt aus Fertigmehlmischung; Bezugsquelle: s. „Grüne Liste 1983“

Abkürzungen s. Verzeichnis S. XII

6.10 Tagesbeispiel

Eiweißarme Diät, ca. „40 g Eiweiß", bei drohender Leberzellinsuffizienz und nach portokavalem Shunt, 9,4 MJ = 9410 kJ (2250 kcal)

ca. 95 g Fett, 280 g Kohlenhydrate

	Menge	E tierisch	E pflanzlich	F	KH	Na	Energie kJ	Energie kcal
	g	g	g	g	g	mg	kJ	kcal
Vesper								
Tee								
Zucker	5				5		82	20
Toast	50		4	1	25	193	544	130
Butter	20			16		1	649	155
Marmelade	30				19	2	322	77
			4	17	49	196	1597	382
Abendessen								
Tee								
Zucker	5				5		82	20
Eiweißarmes Brot[a]	40		1	1	22	100	422	101
Knäckebrot	16		2		12	74	254	61
Butter	20			16		1	649	155
Gekochter Schinken	30	6		6		263	354	85
Doppelrahmfrischkäse 60% F. i. Tr.	30	4		9		102	444	106
		10	3	32	39	540	2205	528
Spätmahlzeit								
Banane	150		2		32	3	565	135
Zusammenfassung								
1. Frühstück		6	3	23	65	191	2137	512
2. Frühstück			1		31	5	540	129
Mittagessen		6	8	22	66	110	2280	546
Vesper			4	17	49	196	1597	382
Abendessen		10	3	32	39	540	2205	528
Spätmahlzeit			2		32	3	565	135
		22	21	94	282	1045	9324	2232
		43						
Energie %		8		40	52			
NaCl g						2,6		

[a] Eiweißarmes Brot, hergestellt aus Fertigmehlmischung; Bezugsquelle: s. „Grüne Liste 1983"

Abkürzungen s. Verzeichnis S. XII

Kupferarme Diät

1. Indikation:
   Eine kupferarme Diät ist bei Wilson-Krankheit (hepatozerebraler Degeneration) notwendig.
2. Klinische Grundlagen:
   Autosomal-rezessiv vererbbare Krankheit, bei der es zu Kupferablagerungen im Gewebe, besonders ausgeprägt in der Leber und in den Stammganglien des Gehirns kommt. Daraus resultieren Leberfunktionsstörungen bis zur Leberzirrhose sowie schwere neurologische und psychische Störungen. Bei Patienten mit Wilson-Krankheit kommt es als Folge verminderter Kupferausscheidung in die Galle zunächst zu einer Kupferspeicherung in der Leber (lysomaler Defekt in den Hepatozyten). Wird die Ablagerungskapazität überschritten, erfolgt die Kupferspeicherung in Organe und Gewebe wie Zentralnervensystem, Nieren, Augen und andere. Eine Senkung der Kupferablagerung durch Mobilisation aus dem Gewebe und vermehrte renale Ausscheidung des Kupfers mit bestimmten Medikamenten (D-Penicillamin) sowie eine Herabsetzung der Kupferresorption bessern die Krankheitssymptome und verhindern das Fortschreiten der Krankheit.
3. Prinzip der Diät:
   Lebenslange Senkung der Kupferzufuhr durch die Nahrung auf Mengen unter 2 mg Kupfer pro Tag.
4. Anmerkung:
   Einige Nahrungsmittel mit sehr hohem Kupfergehalt sind grundsätzlich zu vermeiden (s. Tabelle *Kupfergehalt*, S. 237). Leitungswasser kann, verursacht durch Kupferrohre, Kupfer enthalten. Es sollte deshalb vor Gebrauch untersucht und regelmäßig kontrolliert werden. Anstelle von Leitungswasser ist im Falle einer starken Kontamination (> 0,100 mg/l) entmineralisiertes Wasser zum Kochen und für Aufgußgetränke zu verwenden. Speisesalz enthält durch Verunreinigung relativ viel Kupfer, deshalb sollten alle Gerichte nur mild gesalzen werden. Pfeffer darf wegen seines hohen Kupfergehaltes keine Verwendung finden. Kaffee und schwarzer Tee weisen ebenfalls einen relativ hohen Kupfergehalt auf, sie können bei berechneter Diät im Rahmen der erlaubten Kupfermenge als schwache Aufgußgetränke gegeben werden. Die Zubereitung der Gerichte erfolgt in Glasgeschirr, feuerfestem Porzellan oder Chromargangeschirr.

6.11 Tagesbeispiel

Kupferarme Diät, ca. 1,8 mg Kupfer, 8,8 MJ = 8790 kJ (2100 kcal) bei Morbus Wilson

ca. 65 g Eiweiß, 85 g Fett, 235 g Kohlenhydrate

	Menge	E tierisch	E pflanzlich	F	KH	Cu	Energie	
	g	g	g	g	g	mg	kJ	kcal
1. Frühstück								
Schwarzer Tee	2					0,050	+	+
Entmineralisiertes Wasser	300					0	0	0
Zucker	10				10	0	165	39
Brötchen	40		3		23	0,040	469	112
Margarine	10			8		0,001	318	76
Ei, gekocht	1 Stück	7		6		0,090	350	84
Bienenhonig	30				24	0,027	383	92
		7	3	14	57	0,208	1685	403
2. Frühstück								
Trinkmilch 3,5% Fett	200	7		7	10	0,020	561	134
Birne	150		1	1	20	0,135	372	89
		7	1	8	30	0,155	933	223
Mittagessen								
Schweineschnitzel (Keule)	100	17		23		0,310	1222	292
Kokosfett	5			5		+	195	47
Kartoffeln	150		3		28	0,225	446	131
Weißkohlsalat (Rohkost)								
Weißkohl	100		1		4	0,060	100	24
Apfel	20				3	0,020	46	11
Zwiebel	10				1	0,008	17	4
Sonnenblumenöl	5			5		+	195	47
Orangenfilets	150		2		18	0,105	339	81
		17	6	33	54	0,728	2660	637

Abkürzungen s. Verzeichnis S. XII

Kupferarme Diät, ca. 1,8 mg Kupfer, 8,8 MJ = 8790 kJ (2100 kcal) bei Morbus Wilson

ca. 65 g Eiweiß, 85 g Fett, 235 g Kohlenhydrate

	Menge	E tierisch	E pflanzlich	F	KH	Cu	Energie	
	g	g	g	g	g	mg	kJ	kcal
Vesper								
Schwarzer Tee	2					0,050	+	+
Entmineralisiertes Wasser	300					0	0	0
Zucker	10				10	0	165	39
Steinmetzbrot	40		3		20	0,060	402	96
Butter	10			8		0,001	326	78
Bienenhonig	30				24	0,027	383	92
			3	8	44	0,138	1276	305
Abendessen								
Apfelsaft	100				12	0,350	192	46
Entmineralisiertes Wasser	100					0	0	0
„Bierhappen"								
2 halbe Brötchen	40		3		23	0,040	465	111
Hackfleisch	40	8		10		0,040	529	126
Zwiebeln	20				2	0,016	38	9
Käsebrot								
Steinmetzbrot	40		3		20	0,060	402	96
Butter	10			8		0,001	326	78
Edamer Käse 40% F. i. Tr.	20	5		5		0,010	285	68
		13	6	23	57	0,517	2237	534
Zusammenfassung								
1. Frühstück		7	3	14	57	0,208	1685	403
2. Frühstück		7	1	8	30	0,155	933	223
Mittagessen		17	6	33	54	0,728	2660	637
Vesper			3	8	44	0,138	1296	305
Abendessen		13	6	23	57	0,517	2237	534
		44	19	86	242	1,746	8811	2102
		63						
Energie %		13		39	48			

Abkürzungen s. Verzeichnis S. XII

Sondenernährung und flüssige Ernährung

7.1 Nährstoffdefinierte bedarfsdeckende
7.1.1 Nährstoffdefinierte Formeldiäten

7.1.1.1 Berodiät S	7.1.1.2 Berodiät V	7.1.1.3 Biosorb
7.1.1.7 Peptisorb	7.1.1.8 Precitene	7.1.1.9 Salvipeptid

7.1.2 Nährstoffdefinierte Formeldiäten

7.1.2.1 Biosorbin Drink	7.1.2.2 Biosorbin Sonde	7.1.2.3 Biosorb 1500
7.1.2.7 Nutrodrip	7.1.2.8 Salvimulsin MCT	7.1.2.9 Sokoham

7.1.3 Nährstoffdefinierte Formeldiäten (hochmolekular): Pulverform, protein- und elektrolytdefiniert

7.1.3.1 Berodiät V	7.1.3.2 Berodiät V kaliumarm	7.1.3.3 Meritene mit Edarene

Formeldiäten (hochmolekular)
(hochmolekular): Pulverform

7.1.1.4 Biosorbin MCT	7.1.1.5 Fresubin instant	7.1.1.6 Nutricomp Pulver
7.1.1.10 Sonana-Aufbau- vollkost „süß“		

(hochmolekular, „gebrauchsfertig“): flüssig

7.1.2.4 Fresubin flüssig	7.1.2.5 Fresubin plus	7.1.2.6 Nutricomp F

7.1.4 Nährstoffdefinierte Formeldiäten (hochmolekular, „gebrauchsfertig“), flüssig, kohlenhydratdefiniert und -selektiert

7.1.4.1 Diabetiker- Flüssignahrung	7.1.4.2 Nutricomp Diabetes

7.1.5 Nährstoffdefinierte Formeldiäten
7.1.5.1 Nährstoffdefinierte Formeldiäten

7.1.5.1.1 Bionorm	7.1.5.1.2 DEM	7.1.5.1.3 Forsana-Diät-Drink mit Joghurt
7.1.5.1.7 Metrecal pro	7.1.5.1.8 Modifast Ulmer Trunk III	

7.2 Chemisch definierte bedarfsdeckende Formeldiäten (niedermolekular)
7.2.1 Chemisch definierte Formeldiäten (niedermolekular): Pulverform

7.2.1.1 BSD 1800	7.2.1.2 Survimed

7.3 Supplementa
7.3.1.1 Supplementa, „Proteinkomponenten“,

7.3.1.1.1 Eiweißkonzentrat Braun	7.3.1.1.2 Fresenius-Eiweißkonzentrat	7.3.1.1.3 Lactostrict
7.3.1.1.7 Proteinkomponente P1, Berodiät V	7.3.1.1.8 Protifar	

(hochmolekular): energiereduzierte Trinknahrung
(hochmolekular): energiereduzierte Trinknahrung, „Tagesration“

7.1.5.1.4 Forsana- Schlankspeise	7.1.5.1.5 Forsana- Schlank-Trank	7.1.5.1.6 Dr. Kousa Schlankmahlzeiten mit Joghurt und Früchten

7.1.5.2 Nährstoffdefinierte Formeldiäten (hochmolekular)
energiereduzierte Trinknahrung, „Mahlzeit“

7.1.5.2.1 Bionorm Eiweißdrink

7.2.2 Chemisch definierte Formeldiäten (niedermolekular)
Pulverform, eiweiß- und elektrolytdefiniert

7.2.2.1 Survimed renal

Pulverform

7.3.1.1.4 Meritene D	7.3.1.1.5 Meritene MCT	7.3.1.1.6 Protein 88

7.3.1.2 Supplementa, „Proteinkomponenten", gebrauchsfertig, flüssig

7.3.1.2.1 Meritene flüssig

7.3.2 Supplementa: „Aminosäurekomponenten"

7.3.2.1 Proteinhydrolysate

7.3.2.1.1 Aponti AS-Diät

7.3.2.2 Aminosäuremischungen

7.3.2.2.1 K-AM

7.3.2.3 Aminosäuren- und Ketosäurenanalogika

7.3.2.3.1 EAS-oral	7.3.2.3.2 EAS-Perlen
7.3.2.3.3 Ketoperlen	7.3.2.3.4 Ketosteril-Tabletten

7.3.3 Supplementa: „Energiekomponenten", Pulverform

7.3.3.1 Energiekomponente E, Berodiät V	7.3.3.2 Edarene	7.3.3.3 Maltodextrin 19

7.3.4 Supplementa: „Mineralstoff-Vitamin-Komponenten"

7.3.4.1 Liquisorb B vit	7.3.4.2 Liquisorb K	7.3.4.3 Liquisorb S

7.4 Flüssige Diät

7.4.1 Flüssige Diät

Sondenernährung und flüssige Ernährung: Formeldiäten

1. Indikation:

   Vor der Anwendung von *Formeldiäten* müssen folgende Voraussetzungen erfüllt sein:

   Eine natürliche Ernährung ist nicht ausreichend *möglich* und eine intravenöse Ernährung noch nicht *notwendig*. Die Formeldiät muß *möglich* sein, d.h. der Magen-Darm-Kanal muß ausreichend transportieren, resorbieren und bei hochmolekularen Formeldiäten noch ausreichend verdauen, und sie muß *notwendig* sein.

   Nötig kann eine Formeldiät, häufig mit einer gastroenteralen Sonde appliziert, aus therapeutischen, diagnostischen und experimentellen Gründen sein.

   a) Eine *therapeutische Indikation* liegt vor, wenn der Patient nicht genug essen kann, darf oder will, z.B. während lang anhaltender Bewußtlosigkeit, bei Langzeitbeatmung wegen pulmonaler Insuffizienz infolge Tetanie, bei mechanischer und neurologischer Störung des Kau- und Schluckaktes, bei schwerster Malnutrition, z.B. Anorexia nervosa, Kachexie, Tumorkachexie bei massiver Hyperkatabolie, z.B. Verbrennung, schweren Schädel-Hirn-Traumen, Sepsis, bei Ruhigstellung von distalen Darmabschnitten, z.B. Morbus Crohn und Colitis ulcerosa, zur Vorbereitung und nach Operationen am Magen-Darm-Trakt.

   b) *Diagnostische Indikationen:* Als Basisernährung bei einem Allergie-Such-Test eignen sich bestimmte Nährstoff-Formeln wegen Fehlens undefinierbarer Nahrungsbestandteile.

      Eine diagnostische Indikation liegt auch bei der Verwendung zur Vorbereitung endoskopischer und radiologischer Untersuchungen vor.

   c) *Wissenschaftlich experimentelle Indikationen:* Wegen der exakten analytisch kontrollierten Bilanzierung und Standardisierung eignen sich industrielle Formeldiäten v.a. bei der Durchführung von Bilanzuntersuchungen.

2. Kontraindikationen:

   a) Wenn eine natürliche Ernährung ausreichend möglich ist,

   b) bei Neigung zu Erbrechen mit Aspirationsgefahr,

   c) ein nicht ausreichend transportierender und resorbierender Verdauungstrakt, z.B. direkt postoperativ, bei Vorliegen einer Darmatonie und Ileus,

d) bei dekompensiertem Diabetes mellitus verbietet sich der Einsatz, da die Kohlenhydrate der bisher industriell hergestellten Formeldiäten wegen ihrer leichten Resorption zu einer mehr oder weniger ausgeprägten Hyperglykämie führen. Bei kompensiertem Diabetes mellitus sind regelmäßige Blutzuckerkontrollen notwendig,
e) beim Auftreten einer Störung der Fettverdauung verwendet man MCT-haltige Kostformen. Außerdem gelten die für mittelkettige Triglyceride bestehenden Kontraindikationen (schwere Azidose, dekompensierter Diabetes mellitus).

3. Prinzip der Diät:
Der Vorteil einer Ernährung mit Formeldiät beruht darauf, daß mit ihrer Hilfe bestimmten physiologischen Anforderungen entsprochen werden kann, die sich mit natürlichen Lebensmitteln nur schwer oder nicht mehr erzielen lassen:
a) Sehr konstante Zufuhr von Nähr- und Wirkstoffen. Diese Tatsache hat sich zunächst die experimentelle Diätetik für exakte Bilanzuntersuchungen zunutze gemacht; sie ist jedoch auch für die Behandlung verschiedener Krankheitszustände mit eingeschränkter Nahrungsaufnahme und bei bestimmten Stoffwechselerkrankungen notwendig.
b) Die zubereitete Nahrung kann in Wasser gelöst, flüssig zugeführt werden und bedarf keiner Mundverdauung. Sie kann daher über eine intragastral, duodenal und jejunal liegende Sonde zugeführt werden.
c) Die Formeldiät wird leicht verdaut und resorbiert und ist ballaststofffrei, falls nicht Ballaststoffe zugesetzt wurden,
d) sie hat eine hohe Nährstoffdichte, was sich bei appetitlosen Patienten günstig auswirkt.
e) Die Formeldiät ist weitgehend frei von zufälligen Bestandteilen wie sie natürliche Lebensmittel enthalten. Aussehen und Genußwert sind von untergeordneter Bedeutung, der Abwechslungsreichtum, der sonst eine Nahrungsaufnahme genußreich macht, tritt in den Hintergrund.

Die verschiedenen industriell hergestellten Formeldiäten unterscheiden sich entsprechend den ihnen zugrundeliegenden ernährungsphysiologischen Konzepten in der Vollständigkeit, mit der sie eine Ernährung ermöglichen (*Vollernährung* bzw. *Teilernährung*). Weitere Unterscheidungsmerkmale sind: *Verdaulichkeit*, bzw. *Resorbierbarkeit* aufgrund des

Molekulargewichtes, bzw. der Molekülgröße der Stickstoff- und Kohlenhydratkomponenten (hochmolekulare und niedermolekulare Diäten) sowie der *quantitativen* und *qualitativen Zusammensetzung* an Nähr- und Wirkstoffen, *Nährstoffdichte, Osmolarität* und v.a. auch der *Variabilität*. Fast alle industriell hergestellten Präparate sind in bezug auf ihre Nährstoffrelationen festgelegt. Um Produkte von verschiedenen Relationen an Fett, Kohlenhydraten und Eiweiß zu erhalten, haben die meisten Firmen den Weg über die Fertigung eines neuen Präparates gesucht. Dieses ist der wesentliche Grund für die Vielzahl an Produkten, die auf dem Markt sind. Ehe man sich zu der Auswahl des einen oder anderen industriell hergestellten Präparates entschließt, ist es notwendig, das ernährungsphysiologische Ziel, das mit der Kostform für den jeweiligen Patienten erreicht werden soll, festzustellen. Dazu sind einige ernährungsphysiologische Grundkenntnisse notwendig.

4. Grundlagen:

Zu berücksichtigen sind: Zufuhr der *Flüssigkeit, Energie* in Form von Kohlenhydraten und Fetten, weiterhin *Proteine, Elektrolyte, Vitamine, Spurenelemente* und *Ballaststoffe* sowie *Osmolarität* der Nährlösung.

a) *Flüssigkeitszufuhr:*

An erster Stelle bei der Aufstellung der Therapie bzw. des Ernährungsplanes steht die Feststellung der notwendigen Flüssigkeitsmenge. Falls eine Flüssigkeitseinschränkung nicht indiziert ist, sollte zur Vermeidung einer Hyperosmolarität etwas mehr als bei der üblichen oralen Nahrung zugeführt werden, d.h. etwa 2000–3000 ml pro Tag.

b) *Energiezufuhr:*

Sie ist bei bettlägerigen Patienten v.a. abhängig vom Alter, von der Körperoberfläche und der Stoffwechselsituation. Bei Kindern und Säuglingen muß die Berechnung nach Spezialtabellen erfolgen. Bei Jugendlichen sind 145–210 kJ (35 bis 50 kcal)/kg/KG, bei ruhenden Patienten 105–125 kJ (25–30 kcal)/kg/KG und bei katabolisierten Patienten 165–210 kJ (30–50 kcal)/kg/KG anzusetzen. Bei mittleren bis größeren operativen Eingriffen ist der erhöhte Bedarf an Energie und Proteinen noch relativ gering im Vergleich zur Hyperkatabolie intensiv pflegebedürftiger Patienten mit Multitraumen und nach schweren Verbrennungen, die jedoch selten mehr als 3000–3500 kcal (17.6–20.5 MJ) pro Tag verbrennen können.

Die Deckung der Energie erfolgt über Kohlenhydrate und Fett. Proteine sind hierfür aus ernährungsphysiologischen und wirtschaftlichen Gründen unrationell. Wegen der relativ hohen spezifisch-dynamischen Wirkung der Eiweiße mündet ein Teil ihrer Bindungsenergie nicht in den Energiestoffwechsel. Wirtschaftlich gesehen sind die Proteine die teuersten Nährstoffe.

Falls keine spezielle Stoffwechselsituation vorliegt, beträgt bei Formeldiäten der wünschenswerte Anteil der Kohlenhydrate 40–55%, der Fette 25–35% und des Eiweißes 13–15% der Energiezufuhr. Ändert sich die Stoffwechselsituation zur hochgradigen Katabolie, sollte die Relation von Energielieferanten zu Baustofflieferanten von 175–150 Nichtproteinkalorien pro Gramm Stickstoff auf 150–100 Nichtproteinkalorien pro Gramm Stickstoff erniedrigt werden.

c) *Fette:*

Die Deckung des Energiebedarfes erfolgt in erster Linie über die Fette, die außerdem für die Resorption fettlöslicher Vitamine von Bedeutung sind. Weiterhin hat der Fettzusatz in den Formeldiäten den Bedarf an essentiellen Fettsäuren zu decken. Der minimale Bedarf beträgt ca. 2 g Linolsäure pro Tag, die empfohlene Zufuhr ca. 10 g Linolsäure pro Tag. Falls keine spezielle Indikation besteht, sind auch bei einem Sicherheitszuschlag von 100% Formeldiäten mit einem Linolsäuregehalt von mehr als 20 g pro Tag nicht erforderlich.

Bei älteren Patienten ist darauf zu achten, daß die Fettverdauung abnimmt, je tiefer die Sonde im Dünndarm liegt. Daraus resultiert nicht nur eine verminderte Resorption des energetisch notwendigen Fettes, sondern auch eine verminderte Aufnahme fettlöslicher Vitamine und Kalzium. Bei Störungen der Fettresorption sind fettarme oder MCT-haltige Formeldiäten zu verwenden. Da fettarme Nahrung fast immer sehr kohlenhydratreich ist, wird man, besonders bei Vorliegen stärkerer Kohlenhydrattoleranzstörungen, auf MCT-haltige Präparate zurückgreifen. Es handelt sich hierbei um Triglyceride mit einer Kettenlänge der Fettsäuren zwischen C 8 und C 12. Aufgrund der physikalisch-chemischen Eigenschaften, niedriger Schmelzpunkt, damit flüssiger Aggregatzustand bei Zimmertemperatur, weiterhin gute Wasser-

löslichkeit aufgrund geringer Oberflächenspannung und Vorliegen in ionisierter Form bei einem pH von 7, werden sie von der Gallen- und Pankreassekretion unabhängig im Darm gespalten und rascher als langkettige Triglyceride resorbiert. Ihr Transport erfolgt nach Resorption direkt über die Vena portae zur Leber. Dort werden sie vollständig zu CO_2 oxidiert. Sie hemmen die Lipolyse, senken die freien Fettsäuren im Serum, vermindern den Bedarf an essentiellen Fettsäuren und führen über eine Hemmung der Cholesterinsynthese zu einem – wenn auch geringen – Abfall des Cholesterinspiegels im Serum.
Ein wesentlicher Nachteil ist, daß sie gelegentlich schlecht vertragen werden und Übelkeit, Brechreiz sowie Durchfälle hervorrufen können. Deshalb sollte man zunächst nur kleine Mengen anbieten und die Dosis langsam steigern. 50–100 g MCT werden meist von Patienten mit Fettresorptionsstörungen gut vertragen, können jedoch bei Patienten mit normaler Verdauungsfunktion bereits zu Durchfällen führen. Wegen ihres Effektes zur Ketose und metabolischen Azidose sind sie bei schwerer Azidose und bei dekompensiertem Diabetes mellitus mit Ketoazidose kontraindiziert. Auch Kranke mit fortgeschrittener Leberzirrhose und portaler Hypertension sowie bei hämorrhagischer Diathese sollten nicht mit MCT-haltigen Formeldiäten behandelt werden.

d) *Kohlenhydrate:*
Die Deckung des Energiebedarfs erfolgt außerdem über die Kohlenhydrate. Sie haben zusätzlich einen proteinsparenden und antiketotischen Effekt. Der proteinsparende Einfluß von Kohlenhydraten ist ausgeprägter als der von Fetten. Bei ungenügender Kohlenhydratzufuhr läßt sich neben einem gesteigerten Proteinkatabolismus und erhöhter Lipolyse infolge gestörten Fettsäureabbaus ein Anstieg von Acetessigsäure im Blut bzw. eine Ketonurie nachweisen.
Als Kohlenhydratträger ist ein größerer Anteil von Stärke nicht möglich, da wegen ihres Quelleffektes die flüssige Konsistenz verlorengeht. Ältere Präparate enthalten vorwiegend Mono- und Disaccharide (Glukose, Fruktose, Saccharose). Die osmotische Wirkung dieser Saccharide kann zum Dumpingsyndrom und zu Durchfällen führen und begrenzt bei älteren Formeldiäten den Kohlenhydratanteil auf 30%.

Inzwischen haben sich partiell abgebaute Polysaccharide in Form enzymatisch hydrolisierter Maisstärke, sog. Maltodextrine, weitgehend durchgesetzt. Dextrine quellen einerseits nur wenig und haben andererseits einen wesentlich geringeren osmotischen Effekt als Mono- und Disaccharide.

e) *Eiweiß:*
Das Nahrungseiweiß dient in erster Linie dem Baustoffwechsel. Nur wenn es in überschüssiger Menge zugeführt wird oder bei Mangel an Energieträgern, besonders Kohlenhydraten, wird es in größerem Umfange zur Energiegewinnung verbrannt. Bei einer bilanzierten Formeldiät muß der Proteinanteil den Bedarf an essentiellen Aminosäuren decken und auch während einer Langzeiternährung eine ausgeglichene Stickstoffbilanz ermöglichen. Der Eiweißbedarf wird bei ausreichender energetischer Zufuhr beim Erwachsenen durch den Grundumsatz und die biologische Wertigkeit der Nahrungsproteine bedingt. Streßeinflüsse erhöhen den Eiweißbedarf. Bei Kindern und Jugendlichen ist er höher als bei Erwachsenen, nicht nur wegen des relativ größeren Umsatzes, sondern auch wegen des Wachstums. Ähnliches gilt auch für Schwangere ab dem 6. Monat und stillende Mütter. Die empfohlene Höhe der Zufuhr für Kinder kann man Spezialtabellen entnehmen; für Jugendliche zwischen 15 bis 18 Jahren werden je nach Geschlecht 1,4–1,5 g/kg/KG/Tag und bei Erwachsenen 0,8 g/kg/KG/Tag empfohlen.
Bei Erkrankungen, besonders wenn sie mit einer starken Steigerung des Grundumsatzes und Proteinverlusten einhergehen, sind höhere Richtwerte notwendig, jedoch bisher nicht einheitlich festgelegt. Bei einer unselektierten Gruppe von Krankenhauspatienten konnte eine ausgeglichene Stickstoffbilanz erst bei einer Proteinzufuhr über 1,6 g pro kg/KG erzielt werden.
Bei einer Formeldiät kann man entsprechend der natürlichen Ernährung von einem wünschenswerten Proteinanteil von 13%–15% der Gesamtenergie, bzw. 200–170 kcal pro Gramm Stickstoff, ausgehen, wenn nicht spezielle Indikationen für eine eiweißreiche Kost vorliegen.
So werden für die prä- und postoperative Ernährung ein Anteil der Proteinkalorien von 18%, entsprechend einer kcal/N-Relation von

140–150, angegeben; eine proteinselektive Ernährung ist nicht erforderlich und ein Anteil von etwa 50% tierischem Eiweiß ausreichend.

Neben den quantitativen Gesichtspunkten wird auf die *Qualität* des in den Formeln zugesetzten Eiweißes mit Recht großer Wert gelegt. Das Qualitätsmerkmal der Proteine ist ihre *„biologische Wertigkeit"*. Untersuchungen beim Menschen haben gezeigt, daß die minimale, für eine ausgeglichene Stickstoffbilanz notwendige Proteinmenge – ausreichende Energiezufuhr und stabilisierte Stoffwechsellage vorausgesetzt – von der Aminosäurezusammensetzung der zugeführten Proteine abhängt. Je geringer die notwendige Proteinmenge, um so höher ihre biologische Wertigkeit. Um die biologische Wertigkeit verschiedener Proteine vergleichen zu können, wird die biologische Wertigkeit des Volleiproteins gleich 100% gesetzt. Als Proteinquelle findet man in den Formeldiäten meist Milchproteine oder Milchproteinanteile, wie Laktalbumine oder Kasein. Sie besitzen zwar eine hohe biologische Wertigkeit, v.a. wenn nicht nur Kasein verwendet wird, haben jedoch einen relativ niedrigen Gehalt an L-Methionin und L-Zystin. Bei Langzeiternährung sollten solche Präparate verwendet werden, die diesen Mangel durch Zusatz von Eiprotein oder L-Zystin ausgleichen. Ein weiterer Nachteil der Formeldiäten, die ausschließlich Milchprotein enthalten, sind ein hoher Laktoseanteil, niedriger Gehalt an Natrium und Thiamin und eine zu große Menge an Kalzium. Beim Auftreten einer Milcheiweißallergie muß auf Formeldiäten mit Soja- oder Fleischproteinen übergewechselt werden.

Mit einer Ausnahme sind industriell hergestellte Formeldiäten glutenfrei, um von vornherein Unverträglichkeitserscheinungen vorzubeugen.

Da bestimmte Proteingemische aufgrund ihres sich ergänzenden Aminosäuremusters eine höhere biologische Wertigkeit aufweisen als die Einzelproteine, sind Formeldiäten nach dem Aminosäuremuster solcher Proteingemische entwickelt worden. Unter den Bedingungen des minimalen Stickstoffbedarfes hat das Aminosäuremuster eines Gemisches aus Kartoffel- und Eiereiweiß in einem Mischungsverhältnis von 65:35, d.h. etwa 3:2 mit 136% die bisher höchste bekannte biologische Wertigkeit. Eine Formeldiät besitzt ein dem Kartoffel-

Eier-Eiweiß adaptiertes Aminosäuremuster. Bei tiefen, im Dünndarm liegenden Sonden oder in der ersten Zeit nach extremer Dünndarmresektion ist eine besonders rasche Verdauung und Resorption notwendig, so daß die Verwendung von Formeldiäten mit monomeren Aminosäuren indiziert ist. Die Resorption von Oligopeptiden bis zu 6 Aminosäuren ist rascher als die der einzelnen Aminosäuren; dies ist allerdings nicht mehr der Fall, wenn es sich um höhere molekulare Peptide handelt. Ob eine industriell hergestellte Formeldiät mit Eiweißhydrolysaten in Form von Peptiden diesen ernährungsphysiologischen Voraussetzungen entspricht, ist ungeklärt.

f) *Elektrolyte und Spurenelemente:*
Der Natriumgehalt mehrerer Formeldiäten liegt unter der wünschenswerten Menge von 87–130 mmol/Tag. Die bedarfsdeckende Menge von 51–75 mmol Kalium pro 2000 kcal wird meist erreicht. Wenn ein höherer Bedarf angezeigt ist, ist zu substituieren. Für den Kalziumbedarf werden Mengen zwischen 600–2050 mg pro 2000 kcal angegeben. Der Kalziumgehalt von Formeldiäten auf Milchbasis ist zu hoch. In den meisten Industriepräparaten ist Eisen in ausreichender Menge vorhanden.

g) *Vitamine:*
Die auf den Originalpackungen und in den Analysentabellen der Prospekte angegebenen Vitaminwerte der einzelnen Herstellerfirmen sind nicht vergleichbar. Somit mußten alle Vitaminangaben in nachfolgender, tabellarischer Aufstellung durch Umrechnung standardisiert werden, um sie vergleichbar zu machen. Unter gleicher Bezeichnung waren in manchen Fällen Realdifferenzen von 30% und auch 40% festzustellen. Dies soll als Hinweis für die Herstellerfirmen gelten, zukünftig alle Vitaminangaben zu vereinheitlichen. Diese Absprache ist insofern dringend erforderlich, da der Leser bzw. Anwender die angegebenen Werte in der Regel uninterpretiert und als reale Angabe übernimmt. So ist beispielsweise eine Mengenangabe in mg unter der Bezeichnung B_1 auf reines Thiaminkation, als Thiaminhydrochlorid, Thiaminnitrat und ähnliches bezogen und auch als solches enthalten.
Die nachfolgende Auflistung gibt nunmehr einheitliche Werte für alle Vitamine aller Formeldiäten an. Bei den fettlöslichen Vitaminen wird

die Angabe für das Vitamin A auf die Aktivität von reinem Retinol, für Vitamin D auf die Aktivität von reinem D_3 (Cholecalziferol) und von Vitamin E auf reines α-D, L-Tocopherolacetat bezogen.
Die Angaben für die wasserlöslichen Vitamine beziehen sich jeweils einheitlich auf die Aktivitäten von reinem Thiaminkation beim B_1, von reinem Riboflavin für das B_2, von reinem Nikotinsäureamid beim Niacin, von reinem Pyridoxol für das B_6, von reiner Folsäure, von reiner Pantothensäure, von reinem Biotin, von Cyano-Cobalamin für das B_{12} und schließlich von reiner Ascorbinsäure für das Vitamin C. Somit kann der Anwender alle Werte durchgängig mit den Empfehlungen der Deutschen Gesellschaft für Ernährung vergleichen und im angezeigten Falle substituieren.

h) *Ballaststoffe:*
Bei Dünn- und Dickdarmerkrankungen, v.a. entzündlicher Genese, wie Morbus Crohn und Colitis ulcerosa, scheint nach den bisherigen Ergebnissen eine ballaststoffreie oder -arme Formeldiät angebracht. Bei einer Anzahl von Kranken muß der Wert einer ballaststoffreien Ernährung jedoch angezweifelt werden, z.B. bei Stoffwechselgesunden und kieferchirurgischen Patienten. Die Bedeutung eines gewissen Gehaltes an Ballaststoffen in der Nahrung liegt nicht nur in dem regulierten Einfluß auf die Stuhlfrequenz und -konsistenz, sondern senkt auch die Gefahr chologener Diarrhoen und hemmt die Geschwindigkeit der Nährstoffresorption. Gerade bei Diabetikern sollte eine stoßartige Belastung des Glukosestoffwechsels verhindert werden. Auf einen stark mazerierenden Effekt von dünnen säuerlichen Stühlen von Patienten mit Ileostomata unter völlig ballaststoffreier Formeldiät ist hingewiesen worden. Inzwischen werden von der Industrie mehrere ballaststoffhaltige Formeldiäten angeboten.

i) *Osmolarität:*
Die Osmolarität ist für die Verträglichkeit einer Formeldiät wesentlich. Bei Nahrungsgemischen mit einer Osmolarität über 500–600 mosmol/l ist mit Unverträglichkeitserscheinungen in Form von Durchfällen zu rechnen. Bei den meisten industriell hergestellten Formeldiäten liegt bei sachgemäßer Anwendung die Osmolarität nur in geringem Maße unter- oder oberhalb der von Blut und physiologischen Lösungen mit ca. 300 mosmol/l.

In Krankenhausküchen selbst hergestellte Formeldiäten sollte man, um Nebenwirkungen zu vermeiden, auf ihre Osmolarität hin prüfen.

5. Anwendung:
In der Regel wird man mit einigen wenigen Ernährungsformeln auskommen:
a) Eine Formeldiät mit *normaler Nährstoffrelation* für Patienten ohne wesentliche Stoffwechselstörungen und ohne schwerwiegende Dünn- und Dickdarmerkrankungen.
b) Eine Formeldiät mit besonders *leicht resorbierbaren, modifizierten Proteinanteilen.* Sie sind indiziert bei der Vorbereitung zur Dickdarmchirurgie, bei besonders schweren Formen der Maldigestion und/oder einer eingeschränkten Dünndarmresorptionsfläche. Weiterhin bei akuten schweren Darmerkrankungen, z. B. Morbus Crohn oder Colitis ulcerosa. Weiterhin als Basisernährung bei der Suche nach intestinalen Allergenen unbekannter Art.
c) Bei *Fettresorptionsstörungen* empfiehlt sich der Einsatz eines *MCT-haltigen Präparates.* In der Regel wird ein sehr fettarmes Präparat für eine Langzeittherapie aus den oben erwähnten Gründen nicht angebracht sein.
d) Bei *angeborenen Störungen des Aminosäurestoffwechsels* sind Formeldiäten mit speziellen Aminosäuremustern notwendig.
e) *Proteinarme Diäten* mit einem Gehalt an Eiweiß, der bei starren Formeldiäten ca. 5–6% der Gesamtenergie beträgt, oder bei Formeldiäten mit variablen Eiweiß- und Kohlenhydrat-Fett-Komponenten individuell eingestellt werden kann. Aufgrund der hohen biologischen Wertigkeit der bei diesen Formeldiäten verwendeten Proteingemische, bzw. modifizierten Proteinanteile, sind sie für die Behandlung von Patienten mit *akuter* und *chronischer Niereninsuffizienz* geeignet.
f) Bei bestimmten Fettsüchtigen eignet sich der Einsatz *energiereduzierter Formeldiäten.*
g) Für manche Patienten ist eine flüssige Vollernährung nicht erforderlich, vielmehr reicht es aus, wenn sie neben der normalen Kost oder beim Übergang von einer parenteralen auf eine orale Ernährung eine Zusatznahrung in Form eines *„kalorienreichen"* oder *„eiweißreichen" Nährtrunkes* zwischen 2 Mahlzeiten zu sich nehmen. Für Patienten

mit Elektrolytverlusten stehen Mineralstoff-Vitamin-Getränke zur Verfügung.

h) Vollständigkeitshalber sind auch Präparate mit *essentiellen Aminosäuren* und *Alpha-Keto-Derivaten von essentiellen Aminosäuren* aufgeführt, die eine spezielle Indikation bei Niereninsuffizienz haben (s. S. 84).

6. Probleme bei der Anwendung:

Hierunter werden die Ursachen von Nebenwirkungen und Komplikationen unter Formeldiäten besprochen; weiterhin spezielle Fragen der Ernährungstherapie bei Diabetikern und zum Abschluß eine Übersicht über die Vor- und Nachteile in Krankenhausküchen hergestellter und industriell gefertigter Formeldiäten.

30%–50% der Patienten verweigern die orale Einnahme von niedermolekularen Formeldiäten wegen des schlechten Geschmacks. Aus diesem Grunde sind verschiedene Geschmackszusätze entwickelt worden, die jedoch teilweise beträchtliche qualitative Unterschiede aufweisen. Bei der Auswahl der Produkte ist daher auch der Geschmack zu berücksichtigen.

Applikationsweise

Die Zufuhr der nährstoff- und chemisch definierten Formeldiäten kann bei entsprechender Indikation oral oder als Trinklösung erfolgen, dabei ist auf den Geschmack der Nahrung zu achten. Neuartige, bis 1,2 mm dünnlumige und gewebefreundliche Sonden erlauben als nasogastrale, nasoduodenale und nasojejunale Sonden eine Langzeiternährung. Sie kann bei gastraler Lage bolusartig (50–200 ml innerhalb von 15–20 min mit mindestens einer halben bis einstündigen Pause) oder bei enteraler Lage möglichst kontinuierlich erfolgen, z. B. mit einem einfachen tragbaren Pumpensystem [Salviset enteral (Boehringer, Mannheim), Frenta (Fresenius), Nutramat (Pfrimmer)], bedarfsweise auch batteriebetrieben. Zur unmittelbaren postoperativen Ernährung über den Dünndarm werden auch perioperativ eingelegte Katheter (Jejunokath), die über die Bauchdecke austreten, angewandt. Der Vorteil der Feinnadeljejunostomie ist die rasche und sichere intraoperative Einlage des Katheters unter Sicht und die für den Patienten angenehmere Ausleitung der Sonde, verglichen mit dem transnasalen Weg.

Der Beginn der Ernährung mit Formeldiäten sollte zur Vermeidung von

gastroenteralen Komplikationen einschleichend und langsam erfolgen, d.h., mit 40–60 ml/h beginnend und bis auf ca. 100–120 ml/h steigernd. Die Dauer der Adaptionsphase ist u.a. abhängig von der Grunderkrankung und dauert durchschnittlich 1 bis 5 Tage.
Die *häufigsten Komplikationen* bei der Behandlung mit Formeldiäten sind Obstipation, Durchfälle, Erbrechen, Dumpingsyndrom, weniger häufig sind eine hyperosmolare Dehydration oder hypoosmolare Störung. Sondenbedingte Störungen sind Sondenverstopfung, Aspiration und Schleimhautläsionen; sie werden als selten angegeben.
Mit einem pathologischen Stuhlgang ist nur in 3% der Fälle zu rechnen. Nur bei 2% der Kranken entwickelt sich eine behandlungsbedürftige Obstipation. Diarrhoen traten nur bei 1% der Patienten auf. Ursache der Durchfälle kann eine bakterielle Verunreinigung der Nahrung sein. Formeldiäten sollten deshalb frisch und unter größter Sauberkeit hergestellt werden. Osmotisch bedingte Durchfälle können auftreten, wenn eine stark hyperosmolare Formeldiät vorliegt. Bei industriell gefertigten Präparaten ist auf die von den Firmen angegebene Wassermenge zur Verdünnung der pulverförmigen Nahrung exakt zu achten. Beim Übergang auf eine Formeldiät sollten das Nahrungsvolumen und die Konsistenz über mehrere Tage langsam gesteigert werden, um eine Adaptation des Dünndarms zu erreichen. Rasche Verabreichung und zu tiefe Temperatur der Nahrung können Durchfälle induzieren. Bei trotz aller Vorsichtsmaßnahmen bestehendem Durchfall ist eine Intoleranz gegen Laktose, Milcheiweiß, Fett, einschließlich MCT, in Betracht zu ziehen.
Erbrechen läßt sich vermeiden, wenn durch die Sonde alte Nahrungsmittelreste aus dem Magen vorher abgesaugt werden und eine horizontale Lage bei der Nahrungsaufnahme vermieden wird. Ein Dumpingsyndrom tritt bei tiefer Sondenlage und zu rascher Zufuhr einer hyperosmolaren Lösung auf. Das gefährliche hyperosmolare Syndrom, auch „tube feeding syndrom" genannt, kann unter einer Sondennahrung auftreten, wenn eine sehr eiweißreiche Formeldiät bei zu geringer Wasserzufuhr appliziert wird und sich eine Azotämie und Hypernatriämie entwickelt, die über eine schwere hypertone Dehydration ein Koma auslösen kann. Gefährdet sind vor allem bewußtlose Patienten, Kranke mit Adipsie bei hypothalamischen Störungen und/oder Patienten mit zusätzlich hohem Flüssigkeitsverlust. Die Behandlung besteht in ausreichender Flüssig-

keitszufuhr und Verminderung der Protein- und Kochsalzaufnahme. Vor kurzem ist auch auf einen hypoosmolaren Zustand, möglicherweise durch eine inadäquate ADH-Sekretion ausgelöst, bei Kranken mit zentralnervösen Störungen und Lungenerkrankungen unter Sondenernährung hingewiesen worden. Auch Hyperkalzämien sind beobachtet worden. Herzkranke, bzw. Kranke mit Neigung zur Flüssigkeitsretention, können bei normaler Kochsalzzufuhr und hohem Flüssigkeitsvolumen der Sondennahrung Ödeme entwickeln. Zur Prophylaxe ist die strenge Einhaltung der Regeln für Sondenernährung zu beachten. Regelmäßige klinische und klinisch-chemische Kontrolluntersuchungen können frühzeitig sich anbahnende Komplikationen aufdecken.

Spezielle Probleme ergeben sich bei Diabetikern. Auf dem Markt sind bisher nur zwei für Zuckerkranke geeignete kohlenhydratdefinierte und -selektierte Formeldiäten. Bei den anderen Kostformen werden die Oligo-, Di- und Monosaccharide der Kohlenhydratkomponenten, möglicherweise noch durch die flüssige Form der Nahrung begünstigt, rasch resorbiert. Hinzu kommt, daß viele Produkte sehr kohlenhydratreich und fettarm sind. Die Folge können bedrohliche Hyperglykämien sein. Ist bei einem Diabetiker eine Formeldiät notwendig, sind mehrmals tägliche Zuckerkontrollen erforderlich, eventuell ist eine Erhöhung der Insulindosis und ggf. auch eine Umstellung auf Alt-Insulin mit mehrfachen täglichen Injektionen oder als i.v.-Applikation mit einem Perfusor, angebracht.

Die Streitfrage, ob eine Formeldiät in der eigenen Krankenhausküche hergestellt werden sollte oder ob industriell gefertigte Präparate zu verwenden sind, hat sich wahrscheinlich in den meisten Kliniken zu Gunsten der zuletzt genannten Alternative entschieden. Der Absatz der Präparate muß gut sein, anders läßt sich die rasche Entwicklung oft ähnlich zusammengesetzter industrieller Formeldiäten von verschiedenen Firmen nicht erklären.

Die Herstellung von Formeldiäten in Krankenhausküchen ist mit einem beträchtlichen Aufwand verbunden. Besonders die geringe Haltbarkeit der in den Krankenhausküchen hergestellten Nahrung ist hervorzuheben, während die industriell gefertigten Diäten in flüssiger oder pulveriger Form in verschlossenen Packungen über Monate aufbewahrt werden können.

Auch die Bilanzierungsgenauigkeit ist in den Krankenhausküchen wegen Fehlens analytischer Kontrollen sicher deutlich geringer als bei den Industrieprodukten. Die Kosten der in Krankenhausküchen hergestellten Formeldiäten sind nur dann niedriger als die industriell gefertigten Präparate, wenn von einer erfahrenen Diätassistentin täglich eine größere Anzahl einer Kostform hergestellt wird, während die Produktion einzelner, v. a. noch komplizierter Formeldiäten deutlich kostenaufwendiger ist. Auf die unterschiedlichen, teilweise beträchtlich differierenden Preise der industriell hergestellten Formeldiäten sei hingewiesen.

Falls an die Kostform in bezug auf definierten Nährstoffgehalt und Standardisierung der Nährstoffträger keine besondere Anforderung gestellt werden muß, weil es sich um keine schwerwiegenden Krankheitszustände handelt, sollten Krankenhausküchen bemüht sein, einfache flüssige Diäten selbst herzustellen. Die entscheidenden Gesichtspunkte sind nicht finanzielle Gründe, sondern die Möglichkeit, eine größere Variationsbreite in bezug auf Geruch, Geschmack, Aussehen und Abwechslung zu erzielen, Einflüsse, die den Appetit und die Lebensfreude als positiven Heilfaktor günstig beeinflussen.

Nährstoffdefinierte Formeldiäten (hochmolekular): Pulverform, 8,4 MJ = 8370 kJ (2000 kcal)

	7.1.1.1	7.1.1.2	7.1.1.3	7.1.1.4	7.1.1.5
Produkt	Berodiät S[2)]	Berodiät V[2)]	Biosorb[12)]	Biosorbin MCT[12)]	Fresubin[5)] „Neutralgemisch“ instant
Pulver g	445 g	452 [180 g P1 260 g E 12 g M1]	420	445	500
Protein g Energie % Zusammen- setzungsmerkmale	58 12 Pflanzliches Protein Milchprotein	87 17 Milchprotein Sojaprotein L-Aminosäuren	80 16 Magermilchpulver Laktalbumin Caseinat	98 20 Laktalbumin Casein ergänzt durch L-Cystin	69 14 Milchprotein Pflanzliche Proteine
E/T-ratio					3,1
Fett g Energie % Zusammen- setzungsmerkmale	58 26 Pflanzliche Öle MCT essentielle Fettsäuren	69 31 Pflanzliche Öle Safloröl davon 41 g MCT 10 g essentielle Fettsäuren	80 36 Sojaöl davon 54 g essentielle Fettsäuren	66 30 davon 53 g MCT 13 g Sonnenblumenöl 9 g essentielle Fettsäuren	15 7 Sonnenblumenöl davon 8 g essentielle Fettsäuren
Kohlenhydrate g Energie % Zusammen- setzungsmerkmale	312 62 Maltodextrin Molkenproteinkonzentrat Glukosesirup Saccharose Invertzuckersirup Dextrose	261 52 Maltodextrin Molkenproteinkonzentrat Invertzuckersirup Glukosesirup Saccharose	235 48 6 g Glukose 30 g Laktose 13 g Maltose 187 g Malto-Oligo- und Polysaccharide	246 50 6 g Glukose 4 g Laktose 15 g Malto-Oligosaccharide 221 g Polysaccharide	384 79 4 g Glukose 14 g Maltose 56 g Laktose 311 g Polysaccharide
Vitamine[a]					
A	0,8 mg	0,9 mg	1,6 mg	1,7 mg	1,1 mg
D_3	2,2 µg	2,5 µg	10,5 µg	11,1 µg	10 µg
E	8 mg	14,9 mg	15,8 mg	16,7 mg	25 µg
K_1					0,2 mg
B_1	1,8 mg	1,6 mg	1,5 mg	1,3 mg	2 mg
B_2	2,2 mg	1,6 mg	1,9 mg	2 mg	2,2 mg
Niacin	13,4 mg	12 mg	21 mg	22,3 mg	19 mg

Nährstoffdefinierte Formeldiäten (hochmolekular): Pulverform, 8,4 MJ = 8370 kJ (2000 kcal)

B_6	2,2 mg	1,8 mg	1,7 mg	1,8 mg	2,2 mg
Folsäure	0,5 mg	0,4 mg	42 mg	44,5 mg	0,4 µg
Pantothensäure	8,9 mg	8 mg	7,7 mg	8,2 mg	13 mg
Biotin			0,4 mg	0,4 mg	0,2 mg
B_{12}	6,2 µg	5 µg	5,3 µg	5,6 µg	5,5 µg
C	85 mg	76 mg	105 mg	111 mg	90 mg
Elektrolyte					
Na	1335 mg 58 mmol	540 mg 23 mmol	1931 mg 84 mmol	2046 mg 89 mmol	1535 mg 67 mmol
K	2047 mg 52 mmol	2250 mg 58 mmol	3285 mg 84 mmol	3480 mg 89 mmol	2605 mg 67 mmol
Mg	401 mg 17 mmol	150 mg 6 mmol	357 mg 15 mmol	379 mg 16 mmol	365 mg 15 mmol
Ca	1157 mg 29 mmol	600 mg 15 mmol	1010 mg 25 mmol	1070 mg 27 mmol	2050 mg 51 mmol
Cl				4432 mg 125 mmol	2500 mg 71 mmol
P	801 mg	900 mg	1170 mg	1242 mg	1390 mg
Fe	18 mg	12 mg			17 mg
	Spurenelemente	Spurenelemente			
Pulver g	445	450	420	445	500
auf Wasser ml	900 1800	1000	990 1480	1250 1750	1700
Osmolarität mosmol l	k. A.	k. A.	400 300	372 280	k. A.
Energie	8381 kJ (2003 kcal)	8351 kJ (1996 kcal)	8350 kJ (1996 kcal)	8340 kJ (1994 kcal)	8350 kJ (1995 kcal)
Geschmack	Neutral	Neutral	Neutral, Banane, Schoko, Nuß	Neutral, separat Banane, Kakao, Geflügelcreme	Neutralgemisch, Erdbeergetränk, Frühlingssuppe, Vanillepudding
Bemerkungen	Ballaststofffrei	Der Proteinanteil der Komponente P1 entspricht dem Kartoffel-Ei-Muster	Ballaststoff-, gluten- und purinfrei	Ballaststoff-, gluten- und purinfrei	Ballaststoff- und cholesterinarm, gluten- und purinfrei. Die Geschmacksvarianten differenzieren in allen Bestandteilen leicht voneinander. Angabe der Aminosäuren.
Apotheken-einkaufspreis 15. 10. 1984 ca. DM 8,4 MJ 8370 kJ (2000 kcal)	15,09	30,99	7,95	13,94	9,67

[a] Erläuterungen zu den Vitaminen s. S. 165–166
[11 bis 14)] Hersteller s. S. 203

Nährstoffdefinierte Formeldiäten (hochmolekular): Pulverform, 8,4 MJ = 8370 kJ (2000 kcal)

		7.1.1.6	7.1.1.7	7.1.1.8	7.1.1.9	7.1.1.10
Produkt		Nutricomp-Pulver[4)]	Peptisorb[12)]	Precitene[14)] „Vanille“	Salvipeptid[3)]	Sonana-Aufbauvollkost[7)] „süß“
Pulver	g	455	500	535	514	445
Protein	g	88	90	60	67	91
Energie	%	18	18	12	13	18
Zusammensetzungsmerkmale		53 g Molkenprotein 35 g Milchprotein	Laktalbumin davon 18 g freie Aminosäuren	Hühnereiweiß Milchprotein	Laktalbumin, davon 17 g Aminosäuren 43 g Oligopeptide 7 g Polypeptide	Milchprotein 73 g Casein 18 g Molkenprotein
E/T-ratio			2,9		3,3	
Fett	g	55	27	13	24	71
Energie	%	24	12	6	11	32
Zusammensetzungsmerkmale		47 g Sonnenblumenöl davon 32 g essentielle Fettsäuren 8 g MCT	11 g Sonnenblumenöl davon 7 g essentielle Fettsäuren 16 g MCT	Pflanzliche Öle, davon 6 g essentielle Fettsäuren	Sojaöl, davon 14 g essentielle Fettsäuren	Butterfett Pflanzliche Öle
Kohlenhydrate	g	289	350	409	380	251
Energie	%	58	70	82	76	50
Zusammensetzungsmerkmale		6 g Glukose 3 g Laktose 17 g Maltose 263 g Polysaccharide	> 6 g Glukose > 5 g Laktose 10 g Maltose 330 g Maltodextrin	Maltodextrin Saccharose	> 360 g Polysaccharide > 11 g Maltose < 5 g Glukose < 3 g Laktose	53 g Laktose 198 g Malto-Oligosaccharide
Vitamine[a]						
A		0,9 mg	1 mg	1,2 mg	1 mg	2 mg
D_3		10 µg	5 µg	5,6 µg	6 µg	11,1 µg
E		13,2 mg	12 mg	2,8 mg	16 mg	44,5 mg
K_1				0,2 mg	0,1 mg	
B_1		1,6 mg	1,2 mg	1,8 mg	1,2 mg	3,6 mg
B_2		2 mg	1,4 mg	2,3 mg	1,4 mg	2,7 mg
Niacin		15 mg	20 mg	17 mg	14 mg	31,2 mg
B_6		1,8 mg	2 mg	2,3 mg	1,4 mg	3,6 mg
Folsäure		0,4 mg	0,4 mg	0,5 mg	0,3 mg	0,4 mg
Pantothensäure		8 mg	10,1 mg	10 mg	8 mg	8,9 mg
Biotin		0,3 mg	0,3 mg	0,2 mg	0,2 mg	32 µg

Nährstoffdefinierte Formeldiäten (hochmolekular): Pulverform, 8,4 MJ = 8370 kJ (2000 kcal)

B_{12} C	5 µg 75 mg	6 µg 90 mg	5,9 µg 86 mg	3,2 µg 60 mg	3,6 µg 267 mg
Elektrolyte Na K Mg Ca Cl P Fe	 1622 mg 71 mmol 3123 mg 80 mmol 221 mg 9 mmol 912 mg 23 mmol 1532 mg 43 mmol 705 mg	 2760 mg 120 mmol 2340 mg 60 mmol 400 mg 17 mmol 1000 mg 25 mmol 2840 mg 80 mmol 1200 mg 18 mg Spurenelemente	 2300 mg 100 mmol 2300 mg 58 mmol 401 mg 17 mmol 920 mg 23 mmol 2589 mg 73 mmol 920 mg 30 mmol 21 mg Spurenelemente	 2748 mg 120 mmol 2346 mg 60 mmol 267 mg 11 mmol 800 mg 20 mmol 2124 mg 60 mmol 865 mg Spurenelemente	 890 mg 39 mmol 3150 mg 79 mmol 142 mg 6 mmol 2225 mg 56 mmol 1335 mg 38 mmol 4005 mg
Pulver g auf Wasser ml Osmolarität mosmol l	455 ↙ ↘ 2500 2000 1350 ↓ ↓ ↓ 190 240 350	500 2000 ↓ 400	535 1725 k. A.	514 1600 ↓ 450	445 1125 ↓ 600
Energie	8480 kJ (2000 kcal)	8368 kJ (2000 kcal)	8340 kJ (1993 kcal)	8385 kJ (2004 kcal)	8381 kJ (2005 kcal)
Geschmack	Neutral, Aromamischungen: Milchkaffee, Erdbeere, Vanille, Fleisch		Orange, Oxtail, Tomate, Vanille	Pfefferminz	Süß
Bemerkungen	Glutenfrei, praktisch ballaststoffrei	Ballaststoff-, cholesterin-, gluten- und purinfrei. Angabe der Aminosäuren	Cholesterin-, gluten- und purinfrei	Ballaststoff-, cholesterin-, gluten- und purinfrei	
Apotheken-einkaufspreis 15. 10. 1984 ca. DM 8,4 MJ = 8370 kJ (2000 kcal)	11,69	23,13	28,41	19,82	7,77

[a] Erläuterungen zu den Vitaminen s. S. 165–166

[1) bis 14)] Hersteller s. S. 203

Nährstoffdefinierte Formeldiäten (hochmolekular, „gebrauchsfertig"), flüssig, 8,4 MJ = 8370 kJ (2000 kcal)

	7.1.2.1	7.1.2.2	7.1.2.3	7.1.2.4	7.1.2.5
Produkt	Biosorbin-Drink [12] „Neutral"	Biosorbin-Sonde [12]	Biosorb 1500 [12]	Fresubin flüssig [5] „Vanille"	Fresubin plus [5]
Flüssigkeit ml	2000	2000	1340	2000	2000
Protein g Energie % Zusammen-setzungsmerkmale	80 16 Milchprotein	80 16 Milchprotein	80 16 Milchprotein	76 15 Milchprotein Sojaprotein	76 15 60 g Milchprotein Protein aus Haferflocken und Weizenkeimen
E/T-ratio			2,9	3,1	3,2
Fett g Energie % Zusammen-setzungsmerkmale	80 36 Sojaöl, davon 52 g essentielle Fettsäuren	80 36 Sojaöl, davon 52 g essentielle Fettsäuren	80 36 Sojaöl, davon 52 g essentielle Fettsäuren	68 30 Sonnenblumenöl, davon 36 g essentielle Fettsäuren	68 30 Sonnenblumenöl, davon 20 g essentielle Fettsäuren, Fett aus Kokosnuß und Haferflocken
Kohlenhydrate g Energie % Zusammen-setzungsmerkmale	236 48 4 g Glukose 30 g Laktose 6 g Maltose 196 g Oligo- und Polysaccharide	236 48 4 g Glukose 30 g Laktose 6 g Maltose 196 g Oligo- und Polysaccharide	236 48 3 g Glukose 28 g Laktose 5 g Maltose 8 g Maltotriose 55 g Oligosaccharide 134 g Polysaccharide	276 55 2 g Glukose < 1 g Laktose 8 g Maltose 60 g Saccharose 204 g Polysaccharide	276 55 2 g Glukose < 1 g Fruktose < 1 g Laktose 4 g Maltose 80 g Saccharose 52 g Oligosaccharide 138 g Polysaccharide
Vitamine[a]					
A	1 mg	1 mg	1 mg	1,2 mg	1,2 mg
D_3	10,5 µg	10,5 µg	9,4 µg	10 µg	10 µg
E	15,8 mg	15,8 mg	15,4 mg	28 mg	28 mg
K_1	1,1 mg	1,1 mg	1,5 mg	0,2 mg	0,2 mg
B_1	1,3 mg	1,3 mg	1,6 mg	2,2 mg	2,2 mg
B_2	1,8 mg	1,8 mg	19 mg	2,6 mg	2,6 mg
Niacin	21 mg	21 mg	18,8 mg	18 mg	18 mg
B_6	1,8 mg	1,8 mg	1,6 mg	2,4 mg	2,4 mg
Folsäure	0,4 mg	0,4 mg	0,4 mg	0,4 mg	0,4 mg
Pantothensäure	7,3 mg	7,3 mg	6,9 mg	13,8 mg	13,8 mg

Nährstoffdefinierte Formeldiäten (hochmolekular, „gebrauchsfertig“), flüssig, 8,4 MJ = 8370 kJ (2000 kcal)

Biotin B_{12} C	0,4 mg 5,4 µg 105 mg	0,4 mg 5,4 µg 105 mg	0,4 mg 4,8 µg 94 mg	0,2 mg 6 µg 100 mg	0,2 mg 6 µg 100 mg
Elektrolyte Na K Mg Ca Cl P Fe	 1932 mg 84 mmol 3276 mg 84 mmol 388 mg 16 mmol 1040 mg 26 mmol 3540 mg 100 mmol 1174 mg 26 mg	 1932 mg 84 mmol 3276 mg 84 mmol 388 mg 16 mmol 1040 mg 26 mmol 3540 mg 100 mmol 1174 mg 26 mg	 1793 mg 78 mmol 2774 mg 71 mmol 361 mg 15 mmol 1072 mg 27 mmol 3082 mg 87 mmol 911 mg 16 mg	 1500 mg 66 mmol 2500 mg 64 mmol 260 mg 10 mmol 1000 mg 26 mmol 2340 mg 66 mmol 1200 mg 20 mg Spurenelemente	 1500 mg 66 mmol 2500 mg 64 mmol 260 mg 10 mmol 1000 mg 26 mmol 2340 mg 66 mmol 1200 mg 20 mg Spurenelemente
Osmolarität mosmol l	250	250	390	300 (Vanille) 350 (übrige Geschmacksvarianten)	350
Energie	8368 kJ (2000 kcal)	8368 kJ (2000 kcal)	8368 kJ (2000 kcal)	8368 kJ (2000 kcal)	8368 kJ (2000 kcal)
Geschmack	2 Produkttypen: 1.) Drink mit separat beigefügten Aromamischungen, Besonderheit: Natriumwerte je nach Beimischung verschieden 2.) Drink in verschiedenen Geschmacksrichtungen, Besonderheit: Osmolarität, Eisen- und Chloridwerte verschieden			Mokka, Nuß, Pfirsich Schokolade, Vanille	Müsli
Bemerkungen		Ballaststoff-, gluten- und purinfrei	Ballaststoff-, gluten- und purinfrei. Angabe der Aminosäuren.	Gluten- und purinfrei; ballaststoff- und cholesterinarm	Cholesterin- und purinarm. 20 g Ballaststoffe. Angabe der Aminosäuren
Apotheken-einkaufspreis 15. 10. 1984 ca. DM 8,4 MJ = 8370 kJ (2000 kcal)	13.57	13.57	13.57	14.27	29.50

[a] Erläuterung zu den Vitaminen s. S. 165–166

[1) bis 14)] Hersteller s. S. 203

Nährstoffdefinierte Formeldiäten (hochmolekular, „gebrauchsfertig"), flüssig, 8,4 MJ = 8370 kJ (2000 kcal)

		7.1.2.6	7.1.2.7	7.1.2.8	7.1.2.9
Produkt		Nutricomp F[4)]	Nutrodrip[14)]	Salvimulsin MCT[3)] „neutral"	Sokoham[13)]
Flüssigkeit	ml	1600	1870	2000	1250
Protein	g	92	80	96	71
Energie	%	17	16	19	15
Zusammensetzungsmerkmale		55 g Milchprotein 37 g Sojaprotein	Protein aus Magermilch, Rind- und Schweinefleisch	Kasein Laktalbumin	68 g Milchprotein
E/T-ratio				3,1	2,1
Fett	g	72	80	60	88
Energie	%	24	36	27	40
Zusammensetzungsmerkmale		61 g Sonnenblumenöl, davon 30 g essentielle Fettsäuren 11 g MCT	Pflanzenöl	30 g MCT 30 g Sojaöl davon 20 g essentielle Fettsäuren	Sonnenblumenöl
Kohlenhydrate	g	298	239	270	224
Energie	%	59	48	54	45
Zusammensetzungsmerkmale		6 g Glukose 2 g Laktose 18 g Maltose 272 g Polysaccharide	Maltodextrin	Maltodextrin	Malto-Oligo- und Polysaccharide, spezielle Zellulosetypen
Vitamine[a]					
A		0,9 mg	1,8 mg	1 mg	k. A.
D_3		10,1 µg	12,5 µg	6 µg	9,1 µg
E		13,2 mg	41,1 mg	16 mg	37,5 mg
K_1			0,1 mg	0,2 mg	
B_1		1,6 mg	2,8 mg	1,6 mg	2,4 mg
B_2		2,1 mg	3,2 mg	2 mg	2,5 mg
Niacin		15 mg	24 mg	16 mg	31,3 mg
B_6		1,8 mg	3,7 mg	2 mg	1,9 mg
Folsäure		0,4 mg	0,5 mg	0,5 mg	
Pantothensäure		8 mg	11,5 mg	8 mg	11,5 mg
Biotin		0,3 mg	0,4 mg	0,2 mg	
B_{12}		5 µg	7,5 µg	5 µg	7,5 µg
C		75 mg	112 mg	80 mg	125 mg

Nährstoffdefinierte Formeldiäten (hochmolekular, „gebrauchsfertig“), flüssig, 8,4 MJ = 8370 kJ (2000 kcal)

Elektrolyte				
Na	1619 mg 70 mmol	2434 mg 23 mmol	1832 mg 80 mmol	2155 mg 94 mmol
K	3120 mg 80 mmol	2618 mg 67 mmol	2346 mg 60 mmol	1875 mg 48 mmol
Mg	215 mg 9 mmol	499 mg 21 mmol	292 mg 12 mmol	274 mg 11 mmol
Ca	1024 mg 26 mmol	1252 mg 31 mmol	800 mg 20 mmol	752 mg 19 mmol
Cl	1280 mg 36 mmol		1982 mg 56 mmol	3324 mg 94 mmol
P	992 mg	2431 mg	865 mg	1162 mg
Fe		22 mg	12 mg	
		Spurenelemente	Spurenelemente	Spurenelemente
Osmolarität mosmol/l	340		300 (Neutral) 350 (Nuß-Vanille, Schoko)	600
Energie	8525 kJ (2000 kcal)	8372 kJ (2000 kcal)	8385 kJ (2004 kcal)	8370 kJ (2000 kcal)
Geschmack	Banane, Karamel, neutral, Schoko		Neutral, Nuß-Vanille, Schoko	Mild, leicht süßlich
Bemerkungen	Ballaststoff- und glutenfrei	Enthält Rindfleisch, Bohnen, Erbsen, Pfirsich, Orange, Milch, Maiskeimöl in sondengängiger Form.	Ballaststoff-, cholesterin-, gluten- und purinfrei. Die Geschmackstypen Nuß-Vanille und Schoko enthalten zusätzlich Saccharose. Angabe der Aminosäuren	Enthält Ballaststoffe
Apotheken-einkaufspreis 15. 10. 1984 ca. DM 8,4 MJ = 8370 kJ (2000 kcal)	13,76	31,01	14,24	25,48

[a] Erläuterungen zu den Vitaminen s. S. 165–166

[1) bis 14)] Hersteller s. S. 203

Nährstoffdefinierte Formeldiäten (hochmolekular): Pulverform, protein- und elektrolytdefiniert, 8,4 MJ = 8370 kJ (2000 kcal)

	7.1.3.1	7.1.3.2	7.1.3.3
	Berodiät V[2)]	Berodiät V[2)] kaliumarm	Meritene (Ei)D[14)] mit Edarene
Pulver g	422 [60 g P 1 350 g E 12 g m 1]	417 [60 g P 1 350 g E 7 g M 2]	410 [65 g Meritene(Ei)D 345 g Edarene]
Protein g Energie % Zusammen- setzungsmerkmale	33 → 7 → Milchprotein → Sojaprotein → L-Aminosäuren →		24 5 Magermilchpulver Milchprotein
Fett g Energie % Zusammen- setzungsmerkmale	85 → 38 → Pflanzliche Öle → davon 56 g MCT → Safloröl → davon → 11 g essentielle Fettsäuren →		86 38 Pflanzliche Öle und Fette, davon 41 g MCT > 1 g essentielle Fettsäuren
Kohlenhydrate g Energie % Zusammen- setzungsmerkmale	272 → 55 → Glukosesirup → Invertzucker → Saccharose → Maltodextrin → Molkenproteinkonzentrat →		288 57 Saccharose Maltodextrin
Vitamine[a]			
A	0,9 mg		0,3 mg
D_3	2,5 µg		1,2 µg
E	14 mg		6,6 mg
K_1	k. A.		36 µg
B_1	1,6 mg		0,8 mg
B_2	1,6 mg		1 mg
Niacin	12 mg		8 mg
B_6	1,8 mg		0,9 mg
Folsäure	0,4 mg		0,2 mg

Nährstoffdefinierte Formeldiäten (hochmolekular): Pulverform, protein- und elektrolytdefiniert, 8,4 MJ = 8370 kJ (2000 kcal)

Pantothensäure Biotin B_{12} C	8 mg k. A. 5 µg 76 mg		4,3 mg 75 µg 3 µg 38 mg
Elektrolyte Na K Mg Ca Cl P Fe	 265 mg 12 mmol 2250 mg 58 mmol 150 mg 6 mmol 600 mg 15 mmol k. A. 900 mg 12 mg Spurenelemente	ohne Kalium	 352 mg 15 mmol 1024 mg 26 mmol 175 mg 7 mmol 414 mg 10 mmol k. A. 441 mg 9 mg Spurenelemente
Pulver g auf Wasser ml Osmolarität mosmol l	422 880 k. A.	417 880 k. A.	 k. A.
Energie	8364 kJ (1999 kcal)	8328 kJ (1984 kcal)	8407 kJ (2009 kcal)
Geschmack	Neutral	Neutral	Ei, Erdbeer, Schoko, Vanille
Bemerkungen	Durch Protein-. Energie- und Mineralstoff-Komponenten (P1, E, M1 oder M2 [ohne Kalium]) variabel zusammenstellbar. Die Proteinkomponente P1 ist dem Kartoffel-Ei-Protein angepaßt.		Gluten- und purinfrei
Apotheken-einkaufspreis 15. 10. 1984 ca. DM 8,4 MJ = 8370 kJ (2000 kcal)	22,47	23,66	16,26

[a] Erläuterung zu den Vitaminen s. S. 165–166

[1) bis 14)] Hersteller s. S. 203

Nährstoffdefinierte Formeldiäten (hochmolekular, „gebrauchsfertig"): flüssig, kohlenhydratdefiniert und -selektiert, 8,4 MJ = 8370 kJ (2000 kcal)

		7.1.4.1	7.1.4.2
Produkt		Diabetiker-Flüssignahrung[5)]	Nutricomp-Diabetes[4)]
Flüssigkeit	ml	1785	1600
Protein	g	100	96
Energie	%	20	20
Zusammensetzungsmerkmale		80 g Milchprotein 20 g Sojaprotein	Molkenprotein Milchprotein
E/T-ratio		3,0	
Fett	g	84	85
Energie	%	37	40
Zusammensetzungsmerkmale		Sonnenblumenöl, davon 48 g essentielle Fettsäuren	Sonnenblumenöl, davon 63 g essentielle Fettsäuren
Kohlenhydrate	g	214	192
Energie	%	43	40
Zusammensetzungsmerkmale		214 g Polysaccharide Laktose in Spuren	5 g Glukose 13 g Maltose 2 g Laktose 172 g Polysaccharide
BE		17,8	16
Vitamine[a]			
A		1,3 mg	1,4 mg
D_3		5,6 µg	3,2 µg
E		33,9 mg	22,8 mg
K_1		0,2 mg	
B_1		2,3 mg	2,1 mg
B_2		3,4 mg	2,4 mg
Niacin		20,2 mg	17,6 mg
B_6		2,7 mg	3,2 mg
Folsäure		1,1 mg	0,5 mg
Pantothensäure		15,3 mg	9,6 mg
Biotin		0,3 mg	0,2 mg
B_{12}		6,8 µg	5,8 µg
C		112 mg	106 mg

Nährstoffdefinierte Formeldiäten (hochmolekular, „gebrauchsfertig“): flüssig, kohlenhydratdefiniert und -selektiert, 8,4 MJ = 8370 kJ (2000 kcal)

Elektrolyte				
Na	1678 mg	73 mmol	1619 mg	70 mmol
K	2785 mg	71 mmol	2496 mg	64 mmol
Mg	277 mg	12 mmol	307 mg	13 mmol
Ca	893 mg	22 mmol	897 mg	22 mmol
Cl	2606 mg	73 mmol	1477 mg	42 mmol
P	1071 mg		992 mg	
Fe	22 mg			
	Spurenelemente			
Osmolarität mosmol	290		300	
Energie	8390 kJ	(2005 kcal)	8112 kJ	(1920 kcal)
Geschmack	Toffee		Neutral	
Bemerkungen	Gluten- und purinfrei, ballaststoffarm. Angabe der Aminosäuren		Glutenfrei, ballaststoffarm	
Apotheken-einkaufspreis 15.10.1984 ca. DM 8,4 MJ = 8370 kJ (2000 kcal)	18,96		15,68	

[a] Erläuterung zu den Vitaminen s. S. 165–166
[1) bis 14)] Hersteller s. S. 203

Nährstoffdefinierte Formeldiäten (hochmolekular): energiereduzierte Trinknahrung, Pulverform, <5 MJ = 5025 kJ (1200 kcal)

		7.1.5.1.1	7.1.5.1.2	7.1.5.1.3	7.1.5.1.4
Produkt		Bionorm-Eiweiß-[10)] Lecithin-Granulat	DEM[6)]	Forsana-Diät-Drink[11)] mit Joghurt	Forsana-[11)] Schlankspeise
Pulver	g	216	200	225	263
Protein	g	75	50	54	51
Energie	%	34	29	23	19
Zusammensetzungsmerkmale		Milchprotein	42 g tierische Proteine 8 g pflanzliche Proteine	Magerjoghurt Milch Milchbestandteile	Joghurt Milch Milchbestandteile
Fett	g	24	11	21	22
Energie	%	25	14	20	19
Zusammensetzungsmerkmale		davon 9 g essentielle Fettsäuren 26 g Lecithin	davon 7 g Linolsäure	Pflanzenfett davon 10 g Linolsäure	Pflanzenfett davon 8 g Linolsäure
Kohlenhydrate	g	90	100	134	167
Energie	%	41	57	57	62
Zusammensetzungsmerkmale			davon 4 g Glukose 3 g Fruktose 25 g Laktose 8 g Saccharose 5 g Maltose 57 g Oligo- und Polysaccharide	Fruktose Galaktose Glukose Laktose Maltodextrin Polysaccharide	Fruktose Glukose Laktose Saccharose Stärke Weizenvollkorn Fruchtpulver
Vitamine[a]					
A		0,9 mg	0,9 mg	1,1 mg	1,1 mg
D_3		2,7 µg	2,5 µg	3 µg	2,8 µg
E		13,2 mg	12 mg	13 mg	12,5 mg
B_1		1,5 mg	1,3 mg	1,7 mg	1,7 mg
B_2		2,1 mg	2 mg	2 mg	2,0 mg
Niacin		19,2 mg	15 mg	11 mg	15 mg
B_6		1,7 mg	1,5 mg	1,8 mg	2 mg
Folsäure		0,4 mg	0,4 mg	0,5 mg	0,5 mg
Pantothensäure		9,4 mg	10,1 mg	7,8 mg	7,4 mg
Biotin		0,1 mg	0,3 mg	0,2 mg	0,2 mg
B_{12}		5,4 µg	5 µg	5,5 µg	5 µg
C		75 mg	75 mg	79 mg	77 mg

Nährstoffdefinierte Formeldiäten (hochmolekular): energiereduzierte Trinknahrung, Pulverform, < 5 MJ = 5025 kJ (1200 kcal)

Mineralstoffe				
Na		2070 mg		
K		2350 mg		
Mg		220 mg		
Ca	990 mg	1200 mg	1575 mg	900 mg
Cl		2840 mg		
P		930 mg		
Fe	18 mg	18 mg	23 mg	24 mg
Pulver g auf Wasser ml	216 1200	200 500 bis 1250 entsprechend der Geschmackskomponente	225 750	263 1000
Energie	3682 kJ (880 kcal)	2930 kJ (700 kcal)	3960 kJ (946 kcal)	4477 kJ (1070 kcal)
Geschmack	Vanille, Schokolade	1 Tagesportion enthält z. B. 5 Zubereitungen: Müsli, Zartbitter-Trinkspeise, Kartoffelsuppe, Erdbeer-Trinkspeise, Lauchsuppe	10 verschiedene Früchte	3 verschiedene Früchte
Bemerkungen	Zusätzlich 2 l kalorienfreie Getränke. Cholesterin- und glutenfrei; natrium- und purinarm. Enthält Ballaststoffe	Zusätzlich 2 l kalorienfreie Getränke	Mit Süßstoff Saccharin. Enthält Quellstoffe	Mit Süßstoff Saccharin
Apotheken-einkaufspreis 15. 10. 1984 ca. DM Tagesration < 5 MJ = 5025 kJ (1200 kcal)	9,56	8,76	8,75	8,75

[a] Erläuterung zu den Vitaminen s. S. 165–166
[1) bis 14)] Hersteller s. S. 203

Nährstoffdefinierte Formeldiäten (hochmolekular): energiereduzierte Trinknahrung, Pulverform, < 5 MJ = 5025 kJ (1200 kcal)

	7.1.5.1.5	7.1.5.1.6	7.1.5.1.7	7.1.5.1.8
Produkt	Forsana-Schlank-Trank[11] „Banane“	Dr. Kousa-Schlank-Mahlzeiten mit Joghurt und Früchten[11]	Metrecal pro[8]	Modifast[14] „Vanille“ Ulmer Trunk III
Pulver g	225	275	200	231
Protein g	59	53	70	99
Energie %	25	19	36	45
Zusammensetzungsmerkmale	Magermilch Milchprotein	Joghurt Milch Milchbestandteile Pflanzliches Protein		Milchprotein Hühnereiweiß Pflanzliches Protein
Fett g	23	25	13	14
Energie %	22	20	15	14
Zusammensetzungsmerkmale	Pflanzliches Fett, davon 8 g Linolsäure	Milchfett pflanzliches Fett, davon 7 g Linolsäure	davon 7 g Linolsäure	Pflanzliche Öle, davon 7 g essentielle Fettsäuren
Kohlenhydrate g	126	173	95	89
Energie %	53	61	49	41
Zusammensetzungsmerkmale	Maltodextrin Glukose Saccharose	Fruktose Laktose Weizenvollkorn Fruchtpulver	davon 3 g Glukose 4 g Maltose 48 g Laktose	Maltodextrin
Vitamine[a]				
A	1,2 mg	1,1 mg	0,9 mg	0,9 mg
D_3	3 µg	2,8 µg	2,5 µg	2,4 µg
E	13 mg	12,5 mg	12 mg	26,1 mg
K_1				0,3 mg
B_1	1,7 mg	1,7 mg	1,6 mg	3,2 mg
B_2	2,1 mg	2,1 mg	2 mg	4 mg
Niacin	11 mg	10 mg	15 mg	29,6 mg
B_6	1,8 mg	1,9 mg	1,8 mg	3,6 mg
Folsäure	0,5 mg	0,5 mg	0,4 mg	0,8 mg
Pantothensäure	7,8 mg	7,4 mg	8 mg	15,9 mg
Biotin	0,2 mg	0,2 mg		0,6 mg
B_{12}	5,5 µg	5 µg	5 µg	9,9 µg
C	79 mg	77 mg	75 mg	148 mg

Nährstoffdefinierte Formeldiäten (hochmolekular): energiereduzierte Trinknahrung, Pulverform, <5 MJ = 5025 kJ (1200 kcal)

Mineralstoffe				
Na			560 mg	1951 mg
K			1500 mg	3950 mg
Mg			470 mg	531 mg
Ca	1350 mg	1000 mg	2160 mg	1580 mg
Cl				3927 mg
P			1480 mg	1580 mg
Fe	20 mg	22 mg	18 mg	49 mg
Pulver g auf Wasser ml	225 750 bis 900	275 1250	200 750 bis 1000	231 1500
Energie	3990 kJ (953 kcal)	4780 kJ (1142 kcal)	3276 kJ (772 kcal)	3682 kJ (880 kcal)
Geschmack	Banane, Kaffee, Nuß, Schoko, Vanille	10 verschiedene Früchte	Erdbeer, Schokolade, Vanille	Kaffee, Orange, Oxtail, Vanille
Bemerkungen		Mit Süßstoff Saccharin. Ballaststoffe aus Weizen und Kleie.	Zusätzlich 2 bis 3 l kalorienfreie Getränke. Angabe der Aminosäuren.	Mit Süßstoff Saccharin.
Apotheken-einkaufspreis 15. 10. 1984 ca. DM Tagesration < 5 MJ = 5025 kJ (1200 kcal)	8,75	7,48	8,15	9,99

[a] Erläuterung zu den Vitaminen s. S. 165–166
[1) bis 14)] Hersteller s. S. 203

Nährstoffdefinierte Formeldiäten (hochmolekular): energiereduzierte Trinknahrung, Pulverform, „Mahlzeit", < 1,7 MJ = 1675 kJ (400 kcal)

		7.1.5.2.1
Produkt		Bionorm-Eiweißdrink [10)]
Pulver	g	99
Protein	g	38
Energie	%	38
Zusammen-setzungsmerkmale		Milchprotein
Fett	g	8
Energie	%	18
Zusammen-setzungsmerkmale		davon 5 g essentielle Fettsäuren
Kohlenhydrate	g	45
Energie	%	44
Zusammen-setzungsmerkmale		
Vitamine [a]		
A		0,5 mg
D_3		1,4 µg
E		6,6 mg
B_1		0,8 mg
B_2		0,9 mg
Niacin		9,6 mg
B_6		0,8 mg
Folsäure		0,2 mg
Pantothensäure		4,7 mg
Biotin		50 µg
B_{12}		2,7 µg
C		37 mg

Nährstoffdefinierte Formeldiäten (hochmolekular): energiereduzierte Trinknahrung, Pulverform, „Mahlzeit“, < 1,7 MJ = 1675 kJ (400 kcal)

Mineralstoffe Ca Fe	 705 mg 9 mg
Pulver g auf Wasser ml	99 600
Energie	1690 kJ (404 kcal)
Geschmack	Banane, Mokka, Schokolade, Vanille
Bemerkungen	Cholesterinfrei, purinarm. Mit Süßstoff Saccharin und Zyklamat. Zusätzlich kalorienfreie Getränke. Enthält Ballaststoffe: 1 g Guarmehl /100 g
Apotheken-einkaufspreis 15.10.1984 ca. DM Mahlzeit > 1,7 MJ = 1675 kJ (400 kcal)	5,22

[a] Erläuterung zu den Vitaminen s. S. 165–166
[1) bis 14)] Hersteller s. S. 203

Chemisch definierte Formeldiäten (niedermolekular): Pulverform, 8,4 MJ = 8370 kJ (2000 kcal)
Chemisch definierte Formeldiäten (niedermolekular): Pulverform, protein- und elektrolytdefiniert, 8,4 MJ = 8370 kJ (2000 kcal)

		7.2.1.1	7.2.1.2	7.2.2.1
Produkt		BSD 1800[12)]	Survimed instant „neutral"	Survimed renal[5)]
Pulver	g	533	513	480
Protein	g	90	70	31
Energie	%	18	15	6
Zusammen-setzungsmerkmale		L-Aminosäuren	Oligo- und Polypeptide des Laktalbumins, Fleisch- und Sojaproteine	
E/T-ratio		2,4	2,5	2,5
Fett	g	< 2	22	23
Energie	%	< 1	10	10
Zusammen-setzungsmerkmale		Safloröl davon 1,5 g essentielle Fettsäuren	Sonnenblumenöl davon 11 g essentielle Fettsäuren	12 g essentielle Fettsäuren
Kohlenhydrate	g	416	381	414
Energie	%	81	75	84
Zusammen-setzungsmerkmale		Malto-Oligosaccharide	2 g Glukose 3 g Laktose 2 g Maltose 36 g Saccharose 338 g Oligosaccharide	5 g Glukose 2 g Laktose 13 g Maltose 61 g Saccharose 333 g Oligosaccharide
Vitamine[a]				
A		1 mg	1,1 mg	0,5 mg
D_3		6,7 µg	10,3 µg	
E		20 mg	25,7 mg	27,4 mg
K_1			0,2 mg	0,2 mg
B_1		9,6 mg	2 mg	2,1 mg
B_2		0,9 mg	2,3 mg	2,4 mg
Niacin		8,9 mg	19 mg	20 mg
B_6		1,6 mg	2,3 mg	2,4 mg
Folsäure		< 0,1 mg	0,4 mg	0,4 mg
Pantothensäure		6,2 mg	13,3 mg	14 mg
Biotin		0,1 mg	0,2 mg	0,2 mg
B_{12}		3,3 µg	5,6 µg	6,2 µg
C		47 mg	92 mg	95 mg

Chemisch definierte Formeldiäten (niedermolekular): Pulverform, 8,4 MJ = 8370 kJ (2000 kcal)
Chemisch definierte Formeldiäten (niedermolekular): Pulverform, protein- und elektrolytdefiniert, 8,4 MJ = 8370 kJ (2000 kcal)

Elektrolyte Na K Mg Ca Cl P Fe	1838 mg 80 mmol 2345 mg 60 mmol 194 mg 9 mmol 534 mg 13 mmol 2835 mg 81 mmol 826 mg 7 mg Spurenelemente	2621 mg 113 mmol 2452 mg 62 mmol 375 mg 15 mmol 954 mg 24 mmol 2632 mg 79 mmol 970 mg 17 mg Spurenelemente	528 mg 23 mmol 470 mg 12 mmol 58 mg 2 mmol 595 mg 15 mmol 1070 mg 30 mmol 302 mg 18 mg
Pulver g auf Wasser ml Osmolarität mosmol l	↙ 533 ↘ 4000 2665 2000 ↓ ↓ ↓ 335 478 578	513 1710 ↓ 380	480 1200 ↓ 490
Energie	8364 kJ (1999 kcal)	8568 kJ (2000 kcal)	8314 kJ (1987 kcal)
Geschmack	Keine geschmacklichen Zusätze, Aromamischungen beifügen: Aprikosen-, Erdbeer-, Orangengeschmack	Ochsenschwanz, Tomate } Suppe Karamell als Pudding Orange als Trink- Banane, Neutral } als Trink- und Sondennahrung	Banane
Bemerkungen	Angabe der Aminosäuren	Angabe der Aminosäuren. Ballaststoff-, gluten- und purinfrei	Elektrolytbilanzierung entsprechend der Indikation
Apotheken-einkaufspreis 15.10.1984 ca. DM 8,4 MJ = 8370 kJ (2000 kcal)	52,38	21,86	20,45

[a] Erläuterung zu den Vitaminen s. S. 165–166

[1) bis 14)] Hersteller s. S. 203

Supplementa
„Proteinkomponenten", Pulverform

	7.3.1.1.1	7.3.1.1.2	7.3.1.1.3	7.3.1.1.4
Produkt	Eiweißkonzentrat[4] Braun	Fresenius Eiweißkonzentrat[5]	Lactostrict[5]	Meritene D „Ei"[14]
Pulver	100	100	100	100
Protein g	80	60	38	33
Energie %	94	68	42	36
Zusammen- setzungsmerkmale	Molkenprotein Milchprotein	Milchprotein	11 g Milchprotein 11 g Sojaprotein 13 g {Isoleucin, Leucin, Valin} 1 g {Methionin, Cystin} 0,4 g Tryptophan 2,5 g {Tyrosin, Phenylalanin}	Magermilchpulver Milchprotein
E/T-ratio		3,0	4,1	
Fett g	2	1		4
Energie %	5	1		10
Zusammen- setzungsmerkmale				Pflanzliches Öl davon 1,8 g essentielle Fettsäuren
Kohlenhydrate g	1	27	53	50
Energie %	1	31	58	54
Zusammen- setzungsmerkmale		Laktose	3 g Glukose 1 g Laktose 20 g Maltose 8 g Saccharose 22 g Oligo- und Polysaccharide	Saccharose Maltodextrin
Vitamine[a]				
A			0,3 mg	0,5 mg
D_3			1,8 µg	1,9 µg
E			2,5 mg	10,1 mg
K_1			37,5 µg	55,9 µg
B_1	2,5 mg		0,4 mg	1,2 mg

Supplementa
„Proteinkomponenten“, Pulverform

B_2 Niacin B_6 Folsäure Pantothensäure Biotin B_{12} C	3 mg 25 mg 5 mg 0,8 mg 15 mg 0,3 mg 8 µg 200 mg		0,4 mg 4 mg 0,5 mg 0,1 mg 1,3 µg 13 mg	1,5 mg 11,5 mg 1,4 mg 0,3 mg 6,6 mg 0,1 mg 3,9 µg 58 mg
Elektrolyte Na K Mg Ca Cl P Fe	 500 mg 22 mmol 1700 mg 44 mmol 225 mg 9 mmol 1100 mg 28 mmol 2800 mg 78 mmol 590 mg	 350 mg 15 mmol 1000 mg 26 mmol 1600 mg 40 mmol 600 mg 17 mmol 1100 mg	 250 mg 11 mmol 125 mg 3 mmol 100 mg 4 mmol 413 mg 10 mmol 250 mg 7 mmol 413 mg 3 mg Spurenelemente	 462 mg 20 mmol 1538 mg 39 mmol 269 mg 11 mmol 615 mg 15 mmol 1154 mg 33 mmol 615 mg 14 mg Spurenelemente
Pulver g auf Wasser ml Osmolarität mosmol l	20 200 k. A.	k. A.	40 150 460	65 200 bis 300 k. A.
Energie	1504 kJ (354 kcal)	1485 kJ (355 kcal)	1500 kJ (359 kcal)	1540 kJ (368 kcal)
Geschmack	Neutral	Neutral	k. A.	Ei, Erdbeer, Schoko, Vanille
Bemerkungen	Glutenfrei	Ballaststoff-, cholesterin- und purinfrei. Angabe der Aminosäuren	Gluten- und purinfrei. Cholesterinarm. Zusatznahrung zur eiweißreduzierten Basisdiät. Angabe der Aminosäuren	Gluten- und purinfrei. Cholesterin- und ballaststoffarm
Apotheken-einkaufspreis 15.10.1984 ca. DM 100 g	4,37	2,72	17,55	2,68

[a] Erläuterung zu den Vitaminen s. S. 165–166

[1) bis 14)] Hersteller s. S. 203

Supplementa „Proteinkomponenten“, Pulverform

		7.3.1.1.5	7.3.1.1.6	7.3.1.1.7	7.3.1.1.8
Produkt		Meritene MCT[14)] „Vanille“	Protein 88[14)]	Proteinkomponente[2)] P1, Berodiät V	Protifar[4)]
Pulver	g	100	100	100	100
Protein	g	31	88	46	60
Energie	%	25	98	47	67
Zusammensetzungsmerkmale		Magermilchpulver Milchprotein	Milchprotein	Pflanzliches Protein, Milchprotein, L-Aminosäuren	Milchprotein
Fett	g	23	1	4	1
Energie	%	43	2	9	3
Zusammensetzungsmerkmale		Pflanzliche Öle pflanzliche Fette, davon 18 g MCT		Safloröl davon 2 g Linolsäure	
Kohlenhydrate	g	39		43	27
Energie	%	32		44	30
Zusammensetzungsmerkmale		Maltodextrin		Glukosesirup Maltodextrin Invertzuckersirup Saccharose	Laktose
Vitamine[a]					
A		55 mg			0,4 mg
D_3		2,3 µg			10 µg
E		10,9 mg	12 mg		
B_1		1,5 mg	1,6 mg		0,2 mg
B_2		1,8 mg	2 mg		0,3 mg
Nacin		13,6 mg	15 mg		2,1 mg
B_6		1,6 mg	2,7 mg		0,2 mg
Folsäure		0,4 mg	0,5 mg		
Pantothensäure		7,8 mg	8 mg		
Biotin		0,1 mg			
B_{12}		4,6 µg	5 µg		0,4 µg
C		68 mg	75 mg		25 mg
Elektrolyte					
Na		546 mg 24 mmol	20 mg 1 mmol	150 mg 7 mmol	300 mg 13 mmol
K		1818 mg 47 mmol	10 mg 1 mmol		1500 mg 38 mmol

Supplementa
„Proteinkomponenten“, Pulverform

Mg Ca Cl P Fe	318 mg 13 mmol 727 mg 18 mmol 1363 mg 99 mmol 727 mg 16 mg Spurenelemente	18 mg 1 mmol 1200 mg 30 mmol 800 mg 2 mg Spurenelemente		1300 mg 32 mmol 700 mg 20 mmol 1000 mg
Pulver g auf Wasser ml Osmolarität	100 370	k. A.	k. A.	k. A.
Energie	2042 kJ (490 kcal)	1510 kJ (361 kcal)	1667 kJ (398 kcal)	1498 kJ (358 kcal)
Geschmack	Vanille, Schoko	Neutral		Neutral
Bemerkungen	Gluten- und purinfrei; cholesterinarm. Mit Süßstoff	Cholesterin-, gluten- und purinfrei	Angabe der Aminosäuren. Durch Zusatz von L-Aminosäuren dem Kartoffel-Ei-Protein angepaßt	
Apotheken-einkaufspreis 15.10.1984 ca. DM 100 g	4,30	3,22	9,50	3,77

[a] Erläuterung zu den Vitaminen s. S. 165–166
[1) bis 14)] Hersteller s. S. 203

Supplementa „Proteinkomponenten", (gebrauchsfertig), flüssig

		7.3.1.2.1	
Produkt		Meritene flüssig[14)] „Schoko"	
Flüssigkeit	ml	100	
Protein	g	8	
Energie	%	34	
Zusammen-setzungsmerkmale		Magermilch Milchprotein	
Fett	g	2	
Energie	%	19	
Zusammen-setzungsmerkmale		Pflanzliches Öl	
Kohlenhydrate	g	11	
Energie	%	47	
Zusammen-setzungsmerkmale		Saccharose	
Vitamine[a]			
A			
D_3			
E		1,2 mg	
B_1		0,2 mg	
B_2		0,2 mg	
Nacin		1,5 mg	
B_6		0,3 mg	
Folsäure		40 µg	
Pantothensäure		0,8 mg	
Biotin		10 µg	
B_{12}		0,5 µg	
C		7,5 mg	
Elektrolyte			
Na		90 mg	4 mmol
K		290 mg	7 mmol
Mg		40 mg	2 mmol
Ca		210 mg	5 mmol
Fe		2 mg	

Supplementa „Proteinkomponenten“, (gebrauchsfertig), flüssig

Osmolarität mosmol l	k. A.
Energie	398 kJ (95 kcal)
Geschmack	Schoko, Vanille
Bemerkungen	Gluten- und purinfrei; ballaststoff- und cholesterinarm
Apotheken-einkaufspreis 15.10.1984 ca. DM 100 ml	1,31

[a] Erläuterungen zu den Vitaminen s. S. 165–166
[1) bis 14)] Hersteller s. S. 203

Supplementa „Proteinhydrolysate, Aminosäurenmischungen, Aminosäuren- und Ketosäurenanalogika essentieller Aminosäuren"

	7.3.2.1 Proteinhydrolysate	7.3.2.2 Aminosäure-mischungen	7.3.2.3 Aminosäuren und Keto-säurenanalogika
	7.3.2.1.1 Aponti AS-Diät[1]	7.3.2.2.1 K-AM[9]	7.3.2.3.1 EAS oral[5]
Zusammen-setzungs-merkmale	Casein-Hydrolysat, in 100 g 78 g Aminosäuren	Komplette Amino-säurenmischung mit Zusatz von Vitaminen und Spurenelementen	10 Tabletten enthalten: 5,5 g essentielle Amino-säuren ≙ 0,7 g Stickstoff, dem Kartoffel-Ei-Protein angepaßt, zusätzlich Histidin und Tyrosin
			7.3.2.3.2 EAS-Perlen[12]
Zusammen-setzungs-merkmale			50 g Perlen enthalten: 15 g essentielle Amino-säuren, 1 g Histidin
			7.3.2.3.3 Keto-Perlen[12]
Zusammen-setzungs-merkmale			50 g enthalten: 2 g essen-tielle Aminosäuren, (Ly-sin, Threonin, Trypto-phan), 0,5 g Histidin und Analoges von Isoleucin, Leucin, Phenylalanin, Methionin, Valin
			7.3.2.3.4 Ketosteril-Tabletten[5]
Zusammen-setzungs-merkmale			1 Filmtablette enthält: Lysin, Threonin, Trypto-phan, Histidin und Tyro-sin, ergänzt durch α-Ke-tosäuren und Isoleucin, Leucin, Phenylalanin, Va-lin und Hydroxi-Methio-nin als Ca-Salz

[1) bis 14)] Hersteller s. S. 203

Supplementa „Energiekomponenten", Pulverform

	7.3.3.1	7.3.3.2	7.3.3.3
	Energiekomponente E[2] Berodiät V	Edarene[14]	Maltodextrin 19[9]
Pulver g	100	100	100
Protein g Energie % Zusammensetzungsmerkmale	2 2 Molkenproteinkonzentrat	0,1 0,1	
Fett g Energie % Zusammensetzungsmerkmale	24 43 Pflanzliche Öle davon 16 g MCT 3 g Linolsäure	24 42 Pflanzliche Öle Pflanzliche Fette davon 12 g MCT	
Kohlenhydrate g Energie % Zusammensetzungsmerkmale	70 55 Maltodextrin	74 58 Maltodextrin	95
Mineralstoffe Na K Ca Ph	 104 mg	 15 mg 7 mg 4 mg 12 mg	 20 1
Energie	2110 kJ (504 kcal)	2142 kJ (512 kcal)	1590 kJ (380 kcal)
Geschmack	Neutral	Neutral	Neutral
Apothekeneinkaufspreis 15.10.1984 ca. DM 100 g	4,79	4,21	0,96

[1) bis 14)] Hersteller s. S. 203

Supplementa „Mineralstoff-Vitamin-Komponenten“

		7.3.4.1	7.3.4.2	7.3.4.3
Produkt		Liquisorb B vit[12]	Liquisorb K[12]	Liquisorb S[12] Mineraldrink
Pulver	g	25	25	25
Kohlenhydrate Zusammen- setzungsmerkmale	g	23	23 Saccharose	22 davon 8 g Fruktose 6 g Glukose 8 g Maltooligo-Saccharide
Vitamine[a]				
A		2,0 mg		
D_3				
B_1		0,5 mg		
B_2		0,5 mg		
Niacin		6,0 mg		
B_6		0,8 mg		
Folsäure				
Pantothensäure		2,8 mg		
B_{12}		0,6 µg		
C		40 mg		
Elektrolyte				
Na		414 mg 18 mmol		460 mg 20 mmol
K		469 mg 12 mmol	1173 mg 30 mmol	117 mg 3 mmol
Mg		24 mg 1 mmol		12 mg 1 mmol
Ca		40 mg 1 mmol		20 mg 1 mmol
Cl		425 mg 12 mmol		479 mg 14 mmol
P			638 mg 18 mmol	108 mg 4 mmol
Pulver	g	25	25	25
auf Wasser	ml	250 bis 500	250 bis 500	250 333 500 1000
Osmolarität mosmol	l			
Energie		379 kJ (91 kcal)	379 kJ (91 kcal)	356 kJ (85 kcal)
Geschmack				Limone, Orange
Bemerkungen		Zusatz von 2 g Zitronensäure, Aroma- und Farbstoffen	Zusatz von Aroma- und Farbstoffen	Zusatz von 2 g Aroma- und Farbstoffen
Apotheken-einkaufspreis 15.10.1984 ca. DM 25 g		1,11	1,11	1,11

[a] Erläuterung zu den Vitaminen s. S. 165–166

[1) bis 14)] Hersteller s. S. 203

Flüssige Diät, ca. 8,4 MJ = 8370 kJ (2000 kcal)

ca. 75 g Eiweiß, 95 g Fett, 205 g Kohlenhydrate

	Menge	E tierisch	E pflanzlich	F	KH	Energie	
	g	g	g	g	g	kJ	kcal
1. Frühstück							
Milchsuppe							
Trinkmilch 3,5% Fett	300	11		11	15	828	198
Haferflocken	15		2	1	10	252	60
Zucker	10				10	165	39
		11	2	12	35	1245	297
2. Frühstück							
Kakaogetränk							
Trinkmilch 3,5% Fett	150	5		5	8	414	99
Instant-Kakaopulver	20		1	1	16	325	78
		5	1	6	24	739	177
Mittagessen							
Legierte Tomatensuppe							
Bouillon	300	3		3	3	188	45
Rindfleisch (Hüfte, gekocht, püriert)	60	11		8		515	123
Tomatenmark (Dose)	30		1		3	63	15
Margarine	15			12		460	110
Mehl	20		2		15	308	74
Eigelb	10	2		3		159	38
Dünnflüssige Cremespeise							
Trinkmilch 3,5% Fett	150	5		5	8	414	99
Vanillepulver	5				4	77	19
Zucker	10				10	165	39
Schlagsahne 28% Fett	15			5		188	45
		21	3	36	43	2537	607
Vesper							
Trinkmilch 3,5% Fett	200	7		7	10	552	132
Zwieback	30		3	2	21	497	119
		7	3	9	31	1049	251

Abkürzungen s. Verzeichnis S. XII

7.4.1 Tagesbeispiel

Flüssige Diät, ca. 8,4 MJ = 8370 kJ (2000 kcal)

ca. 75 g Eiweiß, 95 g Fett, 205 g Kohlenhydrate

	Menge	E tierisch	E pflanzlich	F	KH	Energie	
	g	g	g	g	g	kJ	kcal
Abendessen							
Legierte Grießsuppe							
Bouillon	300	3		3	3	188	45
Rindfleisch (Hüfte, gekocht, püriert)	60	11		8		515	123
Grieß	15		2		11	232	56
Margarine	15			12		460	110
Eigelb	10	2		3		159	38
Dünnflüssige Cremespeise							
Trinkmilch 3,5% Fett	150	5		5	8	414	99
Mondamin	5				4	77	19
Zucker	10				10	165	39
Orangenschale							
		21	2	31	36	2210	529
Spätmahlzeit							
Traubensaft	200		1		37	619	148
Zusammenfassung							
1. Frühstück		11	2	12	35	1245	297
2. Frühstück		5	1	6	24	739	177
Mittagessen		21	3	36	43	2537	607
Vesper		7	3	9	31	1049	251
Abendessen		21	2	31	36	2210	529
Spätmahlzeit			1		37	619	148
		65	12	94	206	8399	2009
		77					
Energie %		16		43	41		

Abkürzungen s. Verzeichnis S. XII

Hersteller von Sonden-, Flüssigernährung und Supplementa

1) Aponti GmbH
Siegburgerstraße 189
5000 Köln 21

2) Boehringer
Ingelheim KG
6507 Ingelheim am Rhein

3) Boehringer
Mannheim GmbH
Sandhofer Straße 116
6800 Mannheim 31

4) B. Braun Melsungen KG
Postfach 110 und 120
3508 Melsungen

5) Fresenius AG
Postfach 1809
6370 Oberursel

6) Gödecke AG
Postfach 569
7800 Freiburg

7) Humana Milchwerke
Westfalen eG
Postfach 1952
4900 Herford

8) Mead Johnson Bristol
Myers GmbH
Postfach 369
6078 Neu Isenburg

9) Maizena Diät GmbH
Postfach 2760
7100 Heilbronn

10) Merck Produkte-
Vertriebsgesellschaft & Co
Postfach 4119
6100 Darmstadt 1

11) Milupa AG
Bahnstraße 20–30
6382 Friedrichsdorf

12) Pfrimmer & Co
Postfach 2840
8520 Erlangen

13) Pharma Hameln GmbH
Postfach 2456
3250 Hameln 1

14) Wander GmbH
Postfach 31
6522 Osthofen

Diagnostische Diäten

Diät	E	F	KH	Ca	Energie		Bemerkungen
	g	g	g	mg	kJ	kcal	
Schmidt-Strasburger-Probekost							
8.1	100	105	215		9400	2250	
Serotoninarme Diät							
8.2							s. Anmerkung unter 8.1.
Hydroxyprolinarme Diät							
8.3	70	95	260		9400	2250	s. Anmerkung vor der Nährwertberechnung
Kalziumarme Diät							
8.4	60	75	220	120	7950	1900	s. Anmerkung vor der Nährwertberechnung

Abkürzungen s. Verzeichnis S. XII

Schmidt-Strasburger-Probekost

1. Indikation:
   Verdacht auf chronische Pankreaserkrankung.

2. Klinische Grundlagen:
   Bei chronischen Pankreaserkrankungen führt ein Mangel an Verdauungsfermenten zu einer ungenügenden Aufschließung (Maldigestion) und Resorption (Malabsorption) von Nährstoffen, was man durch Stuhluntersuchungen feststellen kann (z. B. Gesamtfettbestimmung des Stuhles).

3. Prinzip der Diät:
   Es handelt sich um eine normalkalorische Diät, bei welcher nicht nur die Menge der Nährstoffe, sondern auch die Art der Nahrungsmittel standardisiert ist.

4. Anmerkung:
   Die diagnostische Diät wird über 3 Tage gegeben. Nachfolgend kann dann am 4. Tag eine zusätzliche Kohlenhydratbelastung mit 250 g Kartoffelbrei, am 5. Tag eine Eiweißbelastung mit 125 g geschabtem Rindfleisch sowie am 6. Tag eine Fettbelastung mit 80 g Butter zur Mittagsmahlzeit erfolgen.

Schmidt-Strasburger-Probekost
ca. 9,4 MJ = 9410 kJ (2250 kcal)

ca. 100 g Eiweiß, 105 g Fett, 215 g Kohlenhydrate

	Menge	E tierisch	E pflanzlich	F	KH	Energie	
	g	g	g	g	g	kJ	kcal
1. Frühstück							
Trinkmilch 3,5% Fett	250	9		9	13	690	165
Zwieback	50		6	3	36	828	198
		9	6	12	49	1518	363
2. Frühstück							
Haferbrei							
Trinkmilch 3,5% Fett	200	7		7	10	552	132
Wasser	300						
Haferflocken	40		6	3	27	673	161
Ei	1 Stück	6		6		347	83
Butter	10			8		326	78
Salz							
		13	6	24	37	1898	454
Mittagessen							
Schabefleisch (sehnenfrei) leicht angebraten							
Rindfleisch (Filet)	125	24		6		659	158
Butter	20			16		649	155
Kartoffelbrei							
Kartoffeln	190		4		36	676	162
Butter	10			8		326	78
Trinkmilch 3,5% Fett	100	4		4	5	276	66
Salz							
		28	4	34	41	2586	619
Vesper							
Trinkmilch 3,5% Fett	250	9		9	13	690	165
Zwieback	50		6	3	36	828	198
		9	6	12	49	1518	363

Abkürzungen s. Verzeichnis S. XII

Schmidt-Strasburger-Probekost ca. 9,4 MJ ≙ 9410 kJ (2250 kcal)

ca. 100 g Eiweiß, 105 g Fett, 215 g Kohlenhydrate

	Menge	E tierisch	E pflanzlich	F	KH	Energie	
	g	g	g	g	g	kJ	kcal
Abendessen							
Haferbrei							
Trinkmilch 3,5% Fett	200	7		7	10	552	132
Wasser	300						
Haferflocken	40		6	3	27	673	161
Ei	1 Stück	6		6		347	83
Butter	10			8		326	78
Salz							
		13	6	24	37	1898	454
Zusammenfassung							
1. Frühstück		9	6	12	49	1518	363
2. Frühstück		13	6	24	37	1898	454
Mittagessen		28	4	34	41	2586	619
Vesper		9	6	12	49	1518	363
Abendessen		13	6	24	37	1898	454
		72	28	106	213	9418	2253
		100					
Energie %		18		43	39		

Abkürzungen s. Verzeichnis S. XII

Serotoninarme Diät für die Bestimmung der 5-Hydroxyindolessigsäure (HIES)

1. Indikation:
Karzinoidsyndrom (Cassidi-Scholte-Syndrom).

2. Klinische Grundlagen:
Karzinoide sind Geschwülste, die vermehrt Serotonin bilden, dessen Abbauprodukt 5-Hydroxyindolessigsäure (HIES) über die Nieren ausgeschieden wird. Während der normale Gehalt des Harns an 5-HIES nur 2–9 mg/Tag beträgt, kann er bei Vorliegen eines Karzinoids bis zu 100 mg ansteigen. Zur Diagnosestellung ernährt man daher serotoninfrei.

3. Prinzip der Diät:
Serotoninhaltige Lebensmittel müssen eliminiert werden. Die nachstehend aufgeführten Früchte sind reich an Serotonin und dürfen während der Testperiode nicht mit der Nahrung gegeben werden.

	µg Serotonin/g Frucht
Walnüsse	170–340
Bananen	20– 30
Ananas	0– 10
Tomaten	5– 6
Mirabellen	2– 3
Stachelbeeren	1– 2
Zwetschgen	1– 2
Johannisbeeren	0– 1

(nach Degkwitz und Mitarbeiter)

4. Anmerkung:
Da das biogene Amin Serotonin aus der essentiellen Aminosäure Tryptophan entsteht, kann der Tryptophangehalt der Nahrung die 5-HIES-Ausscheidung beeinflussen. Erst wenn extreme Eiweißmengen von 350 g und mehr aufgenommen werden, welche ungefähr 5 g Tryptophan und mehr enthalten, wird dadurch die 5-HIES-Ausscheidung wesentlich beeinflußt. Zur Orientierung wird nachstehend der Tryptophangehalt einiger Nahrungsmittel in Gramm angegeben.

Serotoninarme Diät für die Bestimmung der 5-Hydroxyindolessigsäure (HIES)

Tryptophangehalt einiger Lebensmittel

Lebensmittel 100 g eßbarer Anteil	mg
Sojamehl	560
Parmesankäse	490
Emmentaler Käse	370
Cheddarkäse	350
Hühnerleber	330
Erdnußmus	330
Rind- und Schweineleber	300
Kalbsleber	290
Kalbfleisch	270

Hydroxyprolinarme Diät

1. Indikation:
   Bei Knochen- und Bindegewebserkrankungen.

2. Klinische Grundlagen:
   Das im Harn ausgeschiedene Hydroxyprolin ist ein Indikator für eine Störung des Kollagenstoffwechsels. Kollagen wird v.a. im Knochen- und Bindegewebe angetroffen und enthält die für sie typische Aminosäure Hydroxyprolin.

3. Prinzip der Diät:
   Da die Hydroxyprolinmenge im Harn durch kollagenhaltige Nahrungsmittel wie Fleisch, Wurst, Geflügel, Fisch, Bouillon, Hydrolysate aus Fleisch und Knochen wie z.B. Suppenwürzen, Fleischbrühwürfel und Gelatine beeinflußt wird, müssen diese bei der Herstellung der Diät weggelassen werden.

4. Anmerkung:
   Es ist zu beachten, daß Gelatine für viele Lebensmittel als Stabilisator verwandt wird, z.B. für Joghurt, Dickmilch, Kakaotrunk, Eiscreme, Geleepulver, Marmelade, Fruchtgelee, Soßenpulver und für gewisse Süßigkeiten. Diese Nahrungsmittel dürfen deshalb nicht gegeben werden. Während der 3tägigen Diätperiode wird der Harn am 2. und 3. Tag jeweils über 24 h gesammelt und auf Hydroxyprolin untersucht.

Hydroxyprolinarme (kollagenarme) Diät, ca. 9,4 MJ = 9410 kJ (2250 kcal)

ca. 70 g Eiweiß, 95 g Fett, 260 g Kohlenhydrate

	Menge	E tierisch	E pflanzlich	F	KH	Energie	
	g	g	g	g	g	kJ	kcal
1. Frühstück							
Kaffee							
Kondensmilch 7,5% Fett	10	1		1	1	59	14
Zucker	5				5	82	20
Brötchen	40		3		23	469	112
Vollkornbrot	40		3		19	402	96
Butter	15			12		489	117
Gouda 45% F. i. Tr.	30	8		9	1	502	120
		9	6	22	49	2003	479
2. Frühstück							
Trinkmilch 3,5% Fett	250	9		9	13	690	165
Mittagessen							
Grapefruit	150		1		15	201	48
Spiegeleier							
Ei	2 Stück	13		11	1	699	167
Butter	10			8		326	78
Bohnengemüse							
Grüne Bohnen (Dose)	150		2		6	144	35
Butter	10			8		326	78
Kartoffeln	150		3		28	533	128
Kompott (Dose)	150		1		30	527	126
		13	7	27	80	2756	660
Vesper							
Kaffee							
Kondensmilch 7,5% Fett	10	1		1	1	59	14
Zucker	5				5	82	20
Graubrot	40		3		20	418	100
Butter	10			8		326	78
Honig	30				24	383	92
		1	3	9	50	1268	304

Abkürzungen s. Verzeichnis S. XII

Hydroxyprolinarme (kollagenarme) Diät, ca. 9,4 MJ = 9410 kJ (2250 kcal)

ca. 70 g Eiweiß, 95 g Fett, 260 g Kohlenhydrate

	Menge	E tierisch	E pflanzlich	F	KH	Energie	
	g	g	g	g	g	kJ	kcal
Abendessen							
Tee							
Zucker	5				5	82	20
Graubrot	40		3		20	418	100
Vollkornbrot	40		3		19	402	96
Butter	15			12		489	117
Edamer 40% F.i.Tr.	30	8		7	1	427	102
Camembert 45% F.i.Tr.	20	4		5		251	60
Gemüsesalat							
Rote Bete	120		2		9	186	44
Zwiebeln	10				1	17	4
Öl	4			4		155	37
Apfel	100				12	218	52
		12	8	28	67	2645	632
Zusammenfassung							
1. Frühstück		9	6	22	49	2003	479
2. Frühstück		9		9	13	690	165
Mittagessen		13	7	27	80	2756	660
Vesper		1	3	9	50	1268	304
Abendessen		12	8	28	67	2645	632
		44	24	95	259	9362	2240
		68					
Energie %		12		40	48		

Abkürzungen s. Verzeichnis S. XII

Kalziumarme Diät

1. Indikation:
   Verdacht auf vermehrte Kalziumausscheidung durch endokrine, ossäre oder renale Erkrankungen.

2. Klinische Grundlagen:
   Da die Kalziumausscheidung durch kalziumreiche Lebensmittel erhöht wird, muß zur Prüfung der im Harn ausgeschiedenen Kalziummenge eine Diät mit konstantem und niedrigem Kalziumgehalt (etwa 120 mg/Tag) über 3–5 Tage gegeben werden.

3. Prinzip der Diät:
   Alle kalziumreichen Lebensmittel dürfen nicht gegeben werden. Das bedeutet: Milch, Milchprodukte und Eier müssen aus der Nahrung weggelassen werden. Auch Fleisch- und Wurstwaren können nur im begrenzten Umfang gegeben werden. Die Diät wird mit destilliertem Wasser zubereitet, auch Getränke müssen mit destilliertem Wasser aufgegossen werden.

Kalziumarme Diät, 120 mg Kalzium, ca. 8 MJ = 7950 kJ (1900 kcal)

ca. 60 g Eiweiß, 75 g Fett, 220 g Kohlenhydrate

	Menge	E tierisch	E pflanzlich	F	KH	Ca	Energie	
	g	g	g	g	g	mg	kJ	kcal
1. Frühstück								
Kaffee *(ohne Milch)*								
Zucker	5				5		82	20
Brötchen	40		3		23	10	469	112
Knäckebrot	8		1		6	4	127	30
Butter	15			12		2	489	117
Gekochter Schinken (Dose)	20	4		2		2	160	38
Marmelade	20				13	3	213	51
		4	4	14	47	21	1540	368
2. Frühstück								
Knäckebrot	8		1		6	4	127	30
Butter	5			4		1	163	39
Banane	100		1		21	10	377	90
			2	4	27	15	667	159
Mittagessen								
Gebratenes Schweineschnitzel								
Schweinefleisch, Schnitzel	120	25		10		2	843	202
Öl	4			4			155	37
Curryreis								
Reis	50		4		39	3	770	184
Öl	4			4			155	37
Gemischtes Gemüse								
Tomate	50				2	7	40	10
Paprika	50		1		2	5	59	14
Champignons	50		1		1	5	50	12
Öl	4			4			155	37
Pfirsichkompott (Dose)	150		1		29	6	496	119
		25	7	22	73	28	2723	652

Abkürzungen s. Verzeichnis S. XII

Kalziumarme Diät, 120 mg Kalzium, ca. 8 MJ = 7950 kJ (1900 kcal)

ca. 60 g Eiweiß, 75 g Fett, 220 g Kohlenhydrate

	Menge	E tierisch	E pflanzlich	F	KH	Ca	Energie	
	g	g	g	g	g	mg	kJ	kcal
Vesper								
Kaffee oder Tee *(ohne Milch)*								
Grahambrot	40		3		19	10	418	100
Butter	10			8		1	326	78
Marmelade	20				13	3	213	51
			3	8	32	14	957	229
Abendessen								
Tee								
Zucker	5				5		82	20
Grahambrot	40		3		19	10	418	100
Knäckebrot	16		2		12	9	254	61
Butter	15			12		2	489	117
Roher Schinken	20	4		7		2	331	79
Corned beef	30	7		2		10	192	46
Grüner Salat								
Blattsalat	20				1	4	12	3
Zwiebeln	10				1	3	17	4
Öl	4			4			155	37
		11	5	25	38	40	1950	467
Zusammenfassung								
1. Frühstück		4	4	14	47	21	1540	368
2. Frühstück			2	4	27	15	667	159
Mittagessen		25	7	22	73	28	2723	652
Vesper			3	8	32	14	957	229
Abendessen		11	5	25	38	40	1950	467
		40	21	73	217	118	7837	1875
		61						
Energie %		14		37	49			

Abkürzungen s. Verzeichnis S. XII

Ballaststoffgehalt einiger Lebensmittel

(auf- und abgerundete Mittelwerte)

Lebensmittel 100 g eßbarer Anteil	Ballaststoffe g
Getreideprodukte	
Grahambrot	12
Graupen (Gersten-)	11
Haferflocken	7
Kleiekekse	20
Knäckebrot	12
Leinsamenkeks	8
Pumpernickel	14
Roggenbrot	10
Weißbrot	3
Weizenkleie	45
Weizen-Knusperflocken	5
Weizenmehl, Type 405	3
Weizenmehl, Type 1050	4
Weizenmehl, Type 1430	3
Weizenmehl, Type 1600	10
Weizenmehl, Type 1700	10
Weizenmehl, Type 2000	10
Weizenvollkornbrot	5
Kartoffeln	
Kartoffel	3
Gemüse	
Blumenkohl	3
Erbsen, grün	4
Feldsalat (Rapunzel)	2
Gurke	1
Kohlrübe	2
Kopfsalat	2
Meerrettich	8
Möhren	3
Radieschen	2
Rote Bete	3
Sellerie (Knollen-)	4
Spargel	2
Tomate	2

Ballaststoffgehalt einiger Lebensmittel

(auf- und abgerundete Mittelwerte)

Lebensmittel 100 g eßbarer Anteil	Ballaststoffe g
Weißkohl	5
Zuckermais	4
Zwiebel	3
Obst	
Ananas	1
Ananas, Dose	1
Apfel	3
Apfelmus, Dose	2
Aprikose, Dose	1
Apfelsine	3
Banane	3
Birne	2
Erdbeeren	2
Erdbeeren, Dose	1
Feige	2
Johannisbeeren, rot	4
Johannisbeeren, schwarz	5
Pflaumen	2
Nüsse, Samen, Trockenfrüchte u.a.	
Datteln, getrocknet	9
Edelkastanien (Maronen)	7
Erdnüsse, geröstet	8
Feigen, getrocknet	10
Haselnüsse	6
Leinsamen, geschrotet	20
Marzipan	6
Paranüsse	9
Pfirsich, getrocknet	14
Pflaumen, getrocknet	16
Walnüsse	5

Energiewert, Nährstoff- und Cholesteringehalt, sowie Fettsäurenzusammensetzung einzelner Lebensmittel

(s. Union Deutsche Lebensmittelwerke 1983)

Zeichenerklärung

0 = Nährstoff ist nicht vorhanden
+ = Nährstoff ist nur in Spuren vorhanden
• = Es liegen keine genauen Analysen vor
TK = Tiefkühlprodukt

Lebensmittel 100 g eßbarer Anteil	E g	Fett g	GFS %	MUFS %	Cholesterin mg	KH g	Energie kJ	Energie kcal
Milch- und Milcherzeugnisse								
Trinkmilch	3	3,5	65	4	10	5	280	66
Fettarme Milch	3	1,6	65	4	5	5	200	48
Entrahmte Milch	4	+	+	+	+	5	150	35
Buttermilch	4	0,5	65	4	+	4	150	36
Schlagsahne (30% Fett)	2	32	65	4	93	3	1330	317
Saure Sahne	3	18	65	4	52	3	800	192
Kondensmilch, 4% Fett	8	4	65	4	12	11	460	109
Kondensmilch, 7,5% Fett	6	7,5	65	4	22	10	570	137
Kondensmilch, 10% Fett	9	10	65	4	29	13	760	181
Magermilchpulver	35	1	65	4	3	52	1540	368
Speisequark, mager	14	0,3	+	+	+	4	330	78
Schichtkäse, 10% Fett i. Tr.	13	2,4	65	4	7	0	330	78
Speisequark, 20% Fett i. Tr.	13	5	65	4	15	4	490	116
Speisequark, 40% Fett i. Tr.	11	11	65	4	32	3	700	167
Kefir	3	3,5	65	4	10	5	260	63
Joghurt aus Trinkmilch	4	4	65	4	12	5	290	70
Joghurt aus fettarmer Milch	4	1,6	65	4	5	5	210	51
Joghurt aus entrahmter Milch	4	0,1	+	+	+	5	160	39
Joghurt aus Trinkmilch mit Früchten und Zucker	4	3	65	4	9	15	420	101
Joghurt aus fettarmer Milch mit Früchten und Zucker	4	1	65	4	3	15	350	83
Käse, 60% Fett i. Tr.								
Doppelrahmfrischkäse	11	32	65	4	93	0	1430	341
Schmelzkäse	13	30	65	4	87	0	1420	339
Käse, 50% Fett i. Tr.								
Chesterkäse	25	32	65	4	93	0	1710	410
Butterkäse	21	29	65	4	84	0	1500	359
Edelpilzkäse	21	30	65	4	87	0	1540	368

Abkürzungen s. Verzeichnis S. XII

Energiewert, Nährstoff- und Cholesteringehalt, sowie Fettsäurenzusammensetzung einzelner Lebensmittel
(s. Union Deutsche Lebensmittelwerke 1983)

Lebensmittel 100 g eßbarer Anteil	E g	Fett g	GFS %	MUFS %	Cholesterin mg	KH g	Energie kJ	Energie kcal
Briekäse	23	28	65	4	81	0	1500	358
Camembert	26	21	65	4	61	0	1370	328
Käse, 45% Fett i. Tr.								
Emmentaler	29	30	65	4	87	0	1680	401
Gouda	26	29	65	4	84	0	1600	382
Edamer	25	28	65	4	81	0	1550	371
Tilsiter	26	28	65	4	81	0	1560	372
Schmelzkäse	14	24	65	4	70	0	1180	282
Käse, 40% Fett i. Tr.								
Edamer	26	23	65	4	67	0	1390	331
Camembert	23	21	65	4	61	0	1210	289
Limburger	22	20	65	4	58	0	1180	281
Käse, 30% Fett i. Tr.								
Edamer	26	16	65	4	46	0	1110	266
Tilsiter	29	17	65	4	49	0	1190	285
Camembert	24	14	65	4	41	0	960	228
Käse, 20% Fett i. Tr.								
Romadur	24	9	65	4	26	0	790	190
Schmelzkäse	26	10	65	4	29	6	920	220
Limburger	26	9	65	4	26	0	820	195
Käse, unter 10% Fett i. Tr.								
Harzer, Korbkäse	30	1	65	4	3	0	580	138
Eier								
Vollei, netto	13	11	37	15	548	1	700	167
Vollei, brutto	11	10	37	15	482	1	620	147
Eigelb, flüssig	16	32	37	15	1400	+	1580	377
Eiklar, flüssig	11	+	+	+	0	1	230	54
1 Ei, ca. 60 g, Gew.kl. 3	7	6	37	15	289	+	370	88
Fleisch								
Rindfleisch								
Filet	19	4	52	4	70	0	530	126

Abkürzungen s. Verzeichnis S. XII
Zeichenerklärungen für diese Tabelle s. S. 218

Energiewert, Nährstoff- und Cholesteringehalt, sowie Fettsäurenzusammensetzung einzelner Lebensmittel
(s. Union Deutsche Lebensmittelwerke 1983)

Lebensmittel 100 g eßbarer Anteil	E	Fett	GFS	MUFS	Chole-sterin	KH	Energie	
	g	g	%	%	mg	g	kJ	kcal
Keule	21	7	52	4	70	0	670	160
Blume/Rose	17	19	52	4	70	0	1060	252
Roastbeef	21	10	52	4	70	0	790	188
Hochrippe	19	17	52	4	70	0	1000	239
Brust	16	21	52	4	70	0	1130	271
Tatar	21	3	52	4	70	0	510	123
Rinderhack	23	14	52	4	70	0	980	234
Rindfleisch in Dosen	19	14	52	4	70	0	880	211
Zunge	16	16	52	4	108	+	930	223
Schweinefleisch								
Filet/Schnitzel, mager	19	10	42	10	70	0	740	176
Keule (Schinken)	17	23	42	10	70	0	1220	292
Blatt/Schulter/Bug	18	18	42	10	70	0	1050	250
Eisbein (Vorderhaxe)	18	20	42	10	70	0	1130	271
Kotelett	18	19	42	10	70	0	1080	258
Kamm	16	25	42	10	70	0	1290	308
Schweinehack (= Mett)	22	25	42	10	70	0	1410	336
Schweinefleisch in Dosen	16	32	42	10	70	0	1560	373
Zunge	15	18	42	10	140	0	1010	240
Gemischtes Hackfleisch	23	20	49	7	70	0	1190	285
Kalbfleisch								
Filet/Schnitzel, mager	21	1	48	2	70	0	440	104
Bug/Schulter	21	3	48	2	70	0	490	118
Keule	21	2	48	2	70	0	450	107
Kalbsbrust	19	6	48	2	70	0	590	142
Haxe	21	2	48	2	70	0	450	107
Kotelett	21	3	48	2	70	0	510	122
Zunge	17	6	48	2	140	0	560	134
Hammelfleisch								
Keule	18	18	55	4	70	0	1050	250
Filet	19	13	55	4	70	0	870	208
Kotelett	15	32	55	4	70	0	1550	370
Schulter/Bug	16	25	55	4	70	0	1280	306
Innereien								
Kalbsbries	17	3	48	2	300	0	450	108
Kalbshirn	10	8	48	2	2000	1	500	119

Abkürzungen s. Verzeichnis S. XII
Zeichenerklärungen für diese Tabelle s. S. 218

Energiewert, Nährstoff- und Cholesteringehalt, sowie Fettsäurenzusammensetzung einzelner Lebensmittel

(s. Union Deutsche Lebensmittelwerke 1983)

Lebensmittel 100 g eßbarer Anteil	E	Fett	GFS	MUFS	Cholesterin	KH	Energie	
	g	g	%	%	mg	g	kJ	kcal
Herz								
Schwein	17	5	42	10	150	+	500	120
Rind	17	6	52	4	150	1	560	133
Geflügel (Huhn)	17	6	27	23	170	2	580	139
Leber								
Schwein	20	6	42	10	340	1	620	147
Rind	20	3	52	4	265	6	590	141
Kalb	19	4	48	2	360	4	590	140
Geflügel (Huhn)	22	5	27	23	555	1	620	147
Niere								
Schwein	17	5	42	10	365	1	520	125
Rind	17	5	52	4	375	0	510	122
Kalb	17	6	48	2	380	1	570	137
Wild								
Rehkeule	21	1	66	3	110	0	440	106
Rehrücken	22	4	66	3	110	0	550	132
Hirschfleisch	21	3	66	3	110	0	510	122
Kaninchen	21	8	66	3	110	1	700	166
Hase	22	3	66	3	65	0	520	124
Geflügel								
Ente, brutto	14	14	28	12	60	0	796	194
Ente, netto	18	17	28	12	75	0	1020	243
Gans, brutto	10	20	28	12	60	0	960	229
Gans, netto	16	31	28	12	75	0	1520	364
Brathuhn, brutto	15	4	28	12	60	0	450	106
Brathuhn, netto	21	6	27	23	81	0	600	144
Huhn, Brust	23	1	27	23	81	0	460	109
Huhn, Keule	21	3	27	23	81	0	500	120
Suppenhuhn, brutto	14	15	27	23	60	0	840	200
Suppenhuhn, netto	19	20	27	23	81	0	1150	274
Truthahn, Jungtier, brutto	16	5	34	22	•	0	500	119
Truthahn, Jungtier, netto	22	7	34	22	•	0	690	163
Truthahn, ausgewachs. Tier, brutto	15	11	34	22	54	0	710	169
Truthahn, ausgewachs. Tier, netto	20	15	34	22	75	0	970	231

Abkürzungen s. Verzeichnis S. XII
Zeichenerklärungen für diese Tabelle s. S. 218

Energiewert, Nährstoff- und Cholesteringehalt, sowie Fettsäurenzusammensetzung einzelner Lebensmittel

(s. Union Deutsche Lebensmittelwerke 1983)

Lebensmittel 100 g eßbarer Anteil	E g	Fett g	GFS %	MUFS %	Cholesterin mg	KH g	Energie kJ	Energie kcal
Truthahn, Brust	24	1	34	22	75	0	490	115
Truthahn, Keule	21	4	34	22	75	0	520	125
Pferdefleisch								
im Durchschnitt	21	3	•	•	•	1	490	118
Schinken								
Lachsschinken	18	7	42	10	•	+	600	144
Schinken, gekocht	21	13	42	10	85	0	900	216
Schinken, gekocht, Dose	20	11	42	10	85	0	800	191
Schinken, roh	18	33	42	10	85	0	1660	396
Bündner Fleisch	39	10	•	•	•	1	1110	264
Wurst								
Bockwurst	12	25	33	11	100	0	1230	294
Bratwurst, Kalb	11	25	48	2	100	0	1200	287
Bratwurst, Schwein	13	32	42	10	100	0	1520	364
Frankfurter Würstchen	12	24	33	11	100	0	1200	286
Weißwurst	11	27	42	10	100	1	1280	305
Wiener Würstchen	15	24	33	11	100	0	1240	297
Bierschinken	16	19	42	10	85	0	1050	251
Blutwurst	13	39	42	10	85	0	1780	424
Cervelatwurst	17	43	42	10	85	0	2030	485
Corned beef, amerikanisch	25	12	52	4	70	0	940	225
Corned beef, deutsch	22	6	52	4	70	0	640	152
Fleischwurst	13	27	42	10	85	0	1320	316
Jagdwurst	12	33	42	10	85	0	1530	366
Leberkäse	12	30	42	10	85	0	1430	341
Leberpastete	14	29	42	10	85	0	1400	334
Leberwurst	12	41	42	10	85	1	1880	450
Frühstücksfleisch	15	25	42	10	85	2	1310	313
Mettwurst	13	45	42	10	85	0	2020	483
Mortadella	12	33	42	10	85	0	1530	366
Salami (deutsch)	18	50	42	10	85	0	2300	550
Kalbfleischsülze	20	7	•	•	•	0	600	143
Geflügelsülze	22	6	•	•	•	0	590	142
Lyoner	13	29	42	10	85	0	1380	329
Gelbwurst	12	33	42	10	85	+	1520	363

Abkürzungen s. Verzeichnis S. XII
Zeichenerklärungen für diese Tabelle s. S. 218

Energiewert, Nährstoff- und Cholesteringehalt, sowie Fettsäurenzusammensetzung einzelner Lebensmittel

(s. Union Deutsche Lebensmittelwerke 1983)

Lebensmittel 100 g eßbarer Anteil	E g	Fett g	GFS %	MUFS %	Cholesterin mg	KH g	Energie kJ	 kcal
Fisch und Fischwaren								
Forelle, brutto	10	1	29	40	29	+	240	58
Forelle, netto	18	2	29	40	55	+	470	112
Heilbutt, brutto	16	2	23	54	40	+	370	88
Heilbutt, netto	20	2	23	54	50	+	460	110
Hering, brutto	13	10	33	20	60	+	650	155
Hering, netto	18	15	33	20	85	+	930	222
Kabeljau, brutto	13	+	43	41	38	+	260	62
Kabeljau, netto	16	+	43	41	50	+	340	82
Karpfen, brutto	9	2	33	25	•	+	270	65
Karpfen, netto	20	14	33	25	35	+	910	217
Lachs, brutto	13	9	28	31	22	+	580	139
Lachs, netto	20	14	28	31	35	+	910	217
Makrele, brutto	12	8	44	29	46	+	530	127
Makrele, netto	19	12	44	29	70	+	820	195
Rotbarsch, brutto	9	2	31	28	38	+	230	55
Rotbarsch, netto	18	4	31	28	70	+	480	114
Schellfisch, brutto	10	+	+	+	34	+	190	46
Schellfisch, netto	18	+	+	+	60	+	330	80
Scholle, brutto	10	+	+	+	31	+	190	48
Scholle, netto	17	1	+	+	55	+	350	83
Seelachs, brutto	12	1	43	41	46	+	240	57
Seelachs, netto	18	1	43	41	70	+	370	88
Fischstäbchen	14	4	•	•	•	10	560	133
Aal, geräuchert	18	29	33	13	70	+	1470	350
Brathering	17	15	30	20	87	4	980	234
Bückling	21	16	30	20	90	0	1100	241
Garnelen	19	1	36	18	138	+	400	96
Hering in Gelee	13	13	30	20	36	0	740	176
Hering, Bismarck	17	16	30	20	60	0	940	225
Hering in Tomatensoße	15	15	30	20	•	2	910	218
Makrele, geräuchert	21	16	44	29	•	0	1000	238
Matjesfilet	16	23	30	20	85	0	1190	285
Ölsardinen, abgetropft	24	14	35	30	140	0	1000	238
Thunfisch in Öl	24	21	•	•	32	0	1270	303
Fette, Speiseöle, Mayonnaisen								
Butter	1	83	65	4	240	1	3190	755
Butterschmalz	+	100	65	4	340	0	3800	900

Abkürzungen s. Verzeichnis S. XII
Zeichenerklärungen für diese Tabelle s. S. 218

Energiewert, Nährstoff- und Cholesteringehalt, sowie Fettsäurenzusammensetzung einzelner Lebensmittel

(s. Union Deutsche Lebensmittelwerke 1983)

Lebensmittel 100 g eßbarer Anteil	E g	Fett g	GFS %	MUFS %	Cholesterin mg	KH g	Energie kJ	Energie kcal
Gänsefett	+	100	28	12	75	0	3800	900
Schweineschmalz	+	100	42	10	86	0	3800	900
Speck								
fett	3	89	42	10	62	0	3590	857
durchwachsen	9	65	42	10	62	0	2750	658
Kokosfett	1	100	92	2	+	0	3800	900
Diätpflanzenfett	+	100	25	60	0	0	3800	900
Öle (pro 100 ml)								
Erdnußöl	0	93	16	32	+	0	3530	835
Maiskeimöl	0	93	15	47	+	0	3530	835
Olivenöl	0	93	14	9	+	0	3530	835
Safloröl	0	93	9	78	+	0	3530	835
Sonnenblumenöl	0	93	11	64	+	0	3530	835
Diätspeiseöl	0	93	12	70	+	0	3530	835
Diätpflanzencreme	0	73	15	65	0	0	2770	655
Margarine								
Diätmargarine	+	80	25	60	0	+	3040	720
Sonnenblumenmargarine	+	80	18	41	0	+	3040	720
Halbfettmargarine	2	40	25	47	0	1	1570	375
Mayonnaise, 80%	1	80	14	62	71	3	3100	740
Mayonnaise, 50%	1	50	14	62	27	8	2030	485
Brot und Backwaren								
Brötchen	9	2	+	+	0	51	1140	272
Grahambrot	8	1	+	+	0	48	1050	250
Knäckebrot	10	1	+	+	0	77	1600	383
Mischbrot	7	1	+	+	0	52	1080	258
Pumpernickel	7	1	+	+	0	49	1030	247
Roggenvollkornbrot	7	1	+	+	0	46	1000	239
Weißbrot	8	1	+	+	0	50	1080	259
Weizenvollkornbrot	8	1	+	+	0	47	1010	241
Baisers, gebacken	8	0	0	0	0	92	1740	415
Butterkeks	8	11	65	4	32	77	1930	461
Salzstangen	10	1	+	+	+	75	1520	364

Abkürzungen s. Verzeichnis S. XII
Zeichenerklärungen für diese Tabelle s. S. 218

Energiewert, Nährstoff- und Cholesteringehalt, sowie Fettsäurenzusammensetzung einzelner Lebensmittel
(s. Union Deutsche Lebensmittelwerke 1983)

Lebensmittel 100 g eßbarer Anteil	E g	Fett g	GFS %	MUFS %	Cholesterin mg	KH g	Energie kJ	Energie kcal
Zwieback (eifrei)	10	4	+	+	0	76	1690	403
Bisquit, gebacken	9	5	33	19	202	82	1800	431
Blätterteig, gebacken	6	38	•	•	•	40	2290	547
Hefeteig, gebacken	7	8	47	17	4	51	1300	310
Mürbeteig, gebacken	8	26	47	21	56	60	2190	522
Rührteig, gebacken	7	18	47	21	74	49	1640	393
Honigkuchen	6	1	•	•	•	76	1460	348
Lebkuchen, Nürnberger	9	4	•	•	•	80	1700	407
Makronen	11	24	•	•	•	53	2030	485
Pfeffernüsse	7	1	•	•	•	85	1600	382
Spekulatius	9	12	•	•	•	73	2070	495
Stollen	8	19	•	•	•	47	1690	404
Nährmittel								
Buchweizengrütze	8	2	+	+	0	74	1510	362
Cornflakes	8	1	+	+	0	83	1620	388
Eierteigwaren	13	3	•	•	•	72	1620	388
Gerstengrütze	14	6	•	•	0	67	1670	399
Graupen (Gerste)	10	1	+	+	0	74	1550	371
Grünkern	12	3	+	+	0	69	1550	369
Haferflocken	14	7	21	40	0	66	1700	405
Hafergrütze	14	6	•	•	0	67	1670	399
Hirse, geschältes Korn	11	4	26	50	0	71	1600	382
Leinsamen	19	31	•	•	0	13	1760	421
Reis, poliert	7	1	22	40	0	79	1540	368
Reis, unpoliert	7	2	22	40	0	75	1550	371
Semmelmehl	10	1	+	+	0	86	1760	420
Weizenkeime	27	9	22	59	0	46	1670	400
Weizenkleie	16	5	19	62	0	51	1380	331
Weizenmehl, Type 405	11	1	+	+	0	74	1540	368
Weizengrieß	10	1	+	+	0	75	1550	370
Weizenstärke	+	+	+	+	0	87	1540	368
Kartoffeln, Kartoffelprodukte								
Kartoffeln, brutto	2	+				15	290	69
Kartoffeln, netto	2	+				19	360	86
Kartoffelknödelpulver	6	1				77	1480	354
Kartoffelpufferpulver	6	1				77	1470	352
Krokettenpulver	8	2				76	1670	398

Abkürzungen s. Verzeichnis S. XII
Zeichenerklärungen für diese Tabelle s. S. 218

Energiewert, Nährstoff- und Cholesteringehalt, sowie Fettsäurenzusammensetzung einzelner Lebensmittel
(s. Union Deutsche Lebensmittelwerke 1983)

Lebensmittel 100 g eßbarer Anteil	E g	Fett g	GFS %	MUFS %	Cholesterin mg	KH g	Energie kJ	Energie kcal
Püreepulver	9	1				79	1540	368
Pommes frites	3	5	•	•		32	790	189
Gemüse								
Artischocke	2	+				12	260	61
Aubergine	1	+				5	110	26
Bleichsellerie	1	+				4	90	21
Blumenkohl	2	+				4	120	28
Bohnenkeimlinge	3	0				6	160	37
Bohnen, grün	2	+				5	140	34
Bohnen, grün, Dose	1	+				4	100	24
Bohnen, weiß, trocken	21	2				58	1470	352
Bohnen, weiß, Dose	11	1				29	740	176
Broccoli	3	+				4	140	33
Champignons	3	+				3	100	25
Champignons, Dose	2	1				3	110	25
Chicorée	1	+				2	70	16
Chinakohl	1	+				2	60	15
Endivien	2	+				2	70	17
Erbsen, frisch	7	1				13	360	87
Erbsen, Dose (abgetropft)	5	+				12	330	80
Erbsen, trocken	23	1				59	1520	363
Erbsen u. Möhren, Dose	3	+				9	230	55
Feldsalat	2	+				3	90	22
Fenchel	2	+				9	210	50
Gurken	1	+				1	40	10
Gurken, mildsauer	1	+				3	70	17
Grünkohl	4	1				5	190	46
Kohlrabi	2	+				4	110	27
Kopfsalat	1	+				2	70	16
Kresse (Brunnen-)	2	+				3	90	21
Linsen, trocken	24	1				56	1480	354
Möhren	1	+				9	170	40
Paprika	1	+				5	110	27
Pfifferlinge	2	+				1	100	23
Pfifferlinge, Dose	1	5				1	140	33
Porree	2	+				6	160	38
Radieschen	1	+				4	80	19
Rettich	1	+				4	90	21

Abkürzungen s. Verzeichnis S. XII
Zeichenerklärungen für diese Tabelle s. S. 218

Energiewert, Nährstoff- und Cholesteringehalt, sowie Fettsäurenzusammensetzung einzelner Lebensmittel
(s. Union Deutsche Lebensmittelwerke 1983)

Lebensmittel 100 g eßbarer Anteil	E g	Fett g	GFS %	MUFS %	Cholesterin mg	KH g	Energie kJ	Energie kcal
Rosenkohl	4	1				7	220	52
Rote Bete	2	+				8	150	37
Rote Bete, eingelegt	2	+				13	240	57
Rotkohl	2	+				5	110	27
Schwarzwurzeln	1	+				16	310	74
Sellerie	2	+				7	160	38
Spargel	2	+				3	80	20
Spargel, Dose	2	+				2	80	19
Spinat	3	+				3	110	27
Rahmspinat, TK	3	3	•	•	•	4	240	57
Steckrüben	1	+				7	150	35
Steinpilze, trocken	20	3				44	1180	282
Suppengemüse, TK	2	+				7	160	38
Sauerkraut	2	+				4	110	25
Tomaten	1	+				3	80	19
Tomaten, Dose	1	+				4	90	21
Tomatenpaprika, eingelegt	1	+				5	120	28
Weißkohl	1	+				4	100	25
Wirsingkohl	3	+				4	140	33
Zucchini	2	+				5	130	31
Zwiebeln	1	+				10	190	45
Obst								
Äpfel	+	+				13	230	55
Äpfel, trocken	1	2				65	1170	280
Apfelmus, Dose	+	+				19	330	79
Ananas	+	+				13	230	56
Ananas, Dose	+	+				23	400	95
Apfelsinen	1	+				12	230	54
Aprikosen, netto	1	+				12	230	54
Aprikosen, brutto	1	+				11	210	49
Aprikosen, Dose	1	+				23	390	93
Aprikosen, trocken	5	1				70	1280	305
Avocado	2	24	20	9		3	1000	240
Bananen	1	+				23	410	99
Birnen	+	+				13	230	56
Birnen, Dose	+	+				18	300	72
Brombeeren	1	1				9	200	48
Datteln, trocken	2	1				73	1280	305

Abkürzungen s. Verzeichnis S. XII
Zeichenerklärungen für diese Tabelle s. S. 218

Energiewert, Nährstoff- und Choleseringehalt, sowie Fettsäurenzusammensetzung einzelner Lebensmittel

(s. Union Deutsche Lebensmittelwerke 1983)

Lebensmittel 100 g eßbarer Anteil	E g	Fett g	GFS %	MUFS %	Cholesterin mg	KH g	Energie kJ	Energie kcal
Erdbeeren	1	+				7	150	37
Erdbeeren, Dose	1	+				20	360	85
Erdbeeren, TK	+	+				10	200	47
Grapefruits	1	+				10	180	42
Guaven	1	1				11	230	54
Heidelbeeren	1	1				14	260	62
Heidelbeeren, Dose	1	1				20	380	90
Himbeeren	1	+				8	170	40
Himbeeren, Dose	1	+				25	440	104
Himbeeren, TK	+	+				10	190	46
Johannisbeeren, rot	1	+				10	190	45
Johannisbeeren, schwarz	1	+				14	260	63
Kakifrüchte	1	+				16	290	69
Kiwi	1	1				11	230	55
Kirschen, brutto	1	+				12	240	57
Kirschen, netto	1	+				14	270	64
Kirschen, Dose	1	+				19	340	80
Lychees	1	+				16	290	70
Mandarinen	1	+				11	200	48
Mandarinen, Dose	1	+				21	360	87
Mango	1	+				16	290	69
Melone, Wasser-	1	+				5	100	24
Melone, Honig-	1	+				12	220	52
Mirabellen, brutto	1	+				15	260	63
Mirabellen, netto	1	+				16	280	67
Papaya	1	+				10	180	44
Pfirsich, brutto	1	+				10	180	42
Pfirsich, netto	1	+				11	190	46
Pfirsich, Dose	+	+				19	320	77
Pflaumen, brutto	1	+				14	240	58
Pflaumen, netto	1	+				15	260	62
Pflaumen, Dose	+	+				22	380	91
Pflaumen, getrocknet	2	1				69	1220	292
Preiselbeeren	+	1				10	190	46
Preiselbeeren, Dose	1	+				48	820	196
Quitten	+	1				16	290	68
Rhabarber	1	+				3	70	17
Stachelbeeren	1	+				9	170	40
Weintrauben	1	+				17	300	72
Rosinen	2	1				70	1240	296

Abkürzungen s. Verzeichnis S. XII
Zeichenerklärungen für diese Tabelle s. S. 218

Energiewert, Nährstoff- und Cholesteringehalt, sowie Fettsäurenzusammensetzung einzelner Lebensmittel
(s. Union Deutsche Lebensmittelwerke 1983)

Lebensmittel 100 g eßbarer Anteil	E	Fett	GFS	MUFS	Cholesterin	KH	Energie	
	g	g	%	%	mg	g	kJ	kcal
Nüsse								
Erdnüsse	26	48	16	32	+	16	2640	681
Erdnüsse, geröstet	26	49	16	32	+	18	2720	650
Haselnüsse	14	62	7	12	+	14	2900	693
Kokosnüsse	4	37	92	2	+	10	1670	400
Mandeln, süß	18	54	8	20	+	16	2730	652
Maronen	3	2	•	•	0	43	880	210
Paranüsse	14	67	27	39	+	7	2990	714
Walnüsse	14	63	11	73	+	14	2950	705
Eis								
Einfach-Eiscreme	5	3	65	4	9	22	590	141
Eiscreme	4	12	65	4	35	20	860	205
Fruchteis	2	2	65	4	6	29	580	138
Milchspeiseeis	5	3	65	4	9	21	540	128
Zucker, Süßwaren								
Bonbons	+	0	0	0	0	100	1670	400
Fruchtbonbons	0	0	0	0	0	100	1670	400
Karamellen, ungefüllt	0	0	0	0	0	100	1670	400
Milch- u. Sahnekaramellen	+	14	•	•	•	71	1790	429
Honig	+	0	0	0	0	81	1280	305
Kakaopulver, schw.entölt	20	25	•	•	0	38	1970	472
Konfitüre/Gelee	+	0	0	0	0	66	1100	262
Marzipan	8	25	•	•	•	57	2070	494
Nougat	9	35	•	•	•	53	2410	575
Schokolade (Milch-)	9	33	•	•	•	55	2360	563
Zucker	0	0	0	0	0	100	1650	394
Getränke								
Apfelsaft	+	0				12	200	47
Apfelsinensaft, frisch gepr.	1	+				11	200	47
Apfelsinensaft, Handelsware	1	+				11	200	48
Cola-Getränke	0	0				11	180	44
Grapefruitsaft, frisch gepr.	1	+				9	170	40
Grapefruitsaft, Handelsware	1	+				11	190	45
Himbeersirup	0	0				69	1150	275
Johannisbeersaft, rot	+	0				12	210	50
Karottensaft	1	0				6	120	28
Limonaden	0	0				12	210	49

Abkürzungen s. Verzeichnis S. XII
Zeichenerklärungen für diese Tabelle s. S. 218

Energiewert, Nährstoff- und Cholesteringehalt, sowie Fettsäurenzusammensetzung einzelner Lebensmittel

(s. Union Deutsche Lebensmittelwerke 1983)

Lebensmittel 100 g eßbarer Anteil	E g	Fett g	GFS %	MUFS %	Chole-sterin mg	KH g	Energie kJ	 kcal
Orangensaftkonzentrat	2	1				57	1040	249
Sanddornbeerensaft	1	2				5	190	44
Tomatensaft	1	+				4	90	21
Traubensaft	+	0				18	300	71
Zitronensaft	+	0				8	110	25
			Alkohol	Extrakt				
Vollbier, hell	1	0	3,6	4,8		4	190	45
Nährbier (Malz-)	1	0	1,3	10,9		9	230	54
Dessertwein	+	0	14,8	13,4		1,8	670	160
Klarer Schnaps, 32 Vol. %	0	0	26,4			•	770	185
Klarer Schnaps, 38 Vol. %	0	0	31,4			•	920	220
Rotwein, leicht	+	0	7,8	2,4		•	280	66
Sekt	+	0	8,9	5,1		3	350	84
Weinbrand	0	0	33,1	2,0		•	1020	243
Weißwein, mittl. Qualität	+	0	8,4	2,6		+	290	70
Whisky	0	0	35,2	0,1		•	1050	250

Abkürzungen s. Verzeichnis S. XII
Zeichenerklärungen für diese Tabelle s. S. 218

Eiweißäquivalenttabelle

		10 g Eiweiß ≙ g Lebensmittel	Energie	
			kJ	kcal
Käse				
Doppelrahmfrischkäse	60% F.i.Tr.	67	995	238
Sahnequark	40% F.i.Tr.	84	581	139
Vollfettkäse	45% F.i.Tr.	40	623	149
Fettkäse	40% F.i.Tr.	42	556	133
Dreiviertelfettkäse	30% F.i.Tr.	37	430	103
Halbfettkäse	20% F.i.Tr.	38	309	74
Viertelfettkäse	10% F.i.Tr.	63	297	71
Magerquark unter	10% F.i.Tr.	59	217	52
Milch				
Vollmilch	3,5% Fett	286	790	189
Joghurt aus Trinkmilch		200	619	148
Trinksauermilch		250	376	90
Ei		91	615	147
Fisch				
Kabeljau (Filet)		59	192	46
Goldbarsch (Filet)		53	246	59
Fleisch				
Rindfleisch, mager		67	485	116
Kalbfleisch, mittelfett		63	246	59
Schweinefleisch, mager		53	317	76
Leber (Kalb)		56	322	77
Frankfurter Würstchen		77	807	193
Mortadella		83	1251	299
Gekochter Schinken		53	606	145
Lachsschinken		56	338	81
Rauchfleisch		26	288	69

Kohlenhydrataustauschtabelle

(s. Klin. Abt. des Diabetes-Forschungsinstitutes)

1 BE	≙ g Lebensmittel	≙ kcal
Getreideerzeugnisse		
Brot		
Brötchen	25	68
Grahambrot	25	62
Knäckebrot	15	57
Kommißbrot	25	64
Leinsamenbrot	25	70
Pumpernickel	25	62
Roggenbrot	25	64
Schlüterbrot	20	57
Simonsbrot	25	62
Steinmetzbrot	25	64
Toastbrot	25	67
Weißbrot	25	65
Weizenvollkornbrot	25	60
Zwieback	15	60
Nährmittel		
Geschältes Korn		
Gerstengraupen	15	56
Grünkern	15	55
Haferflocken	20	81
Hirse	15	57
Reis (Gargewicht 45 g)	15	55
Grieß		
Buchweizengrütze	15	54
Gerstengrütze	15	55
Hafergrütze	20	80
Weizengrieß	15	56
Mehl		
Buchweizenvollmehl	20	72
Grünkernmehl	15	57
Hafermehl	20	82
Maismehl	15	56
Paniermehl	15	53
Roggenmehl, Type 815	15	54
Weizenmehl, Type 405	15	55
Sojamehl, vollfett	45	211
Stärke		
Kartoffelstärke	15	53
Maisstärke	15	55
Reisstärke	15	54
Sago	15	55
Weizenstärke	15	55
Schokoladenpuddingpulver	15	48
Vanillepuddingpulver	15	52

Kohlenhydrataustauschtabelle
(s. Klin. Abt. des Diabetes-Forschungsinstitutes)

1 BE	≙ g Lebensmittel	≙ kcal
Teigwaren		
Nudeln (Gargewicht 45 g)	15	55
Verschiedenes		
Bierhefe, getrocknet	30	
Kartoffelchips	25	
Kakaopulver, stark entölt	30	
Kräcker	15	
Salzstangen, -brezel	15	
Weizenkeime	25	
Leinsamen – Tagesportion 30 g		153
Weizenkleie – Tagesportion 20 g		38
Tiefkühlware		
Blätterteig, roh	35	131
Hefeteig, roh	25	68
Kartoffeln		
Kartoffeln	65	56
Kartoffelflocken	15	55
Pürée, nach Anweisung zubereitet	100	73
Knödelpulver	15	53
Knödel, nach Anweisung zubereitet	50	53
Pommes frites	35	88
Gemüse		
Kohlenhydratreiche Sorten		
Volle BE-Anrechnung		
Gemüse, geputzt		
dicke Bohnen, Naßkonserve	90	70
weiße Bohnen, Naßkonserve	50	70
Erbsen	100	87
Karotten, Möhren	140	57
Mais, ohne Kolben	60	64
Mais, mit Kolben	170	
Pastinaken	80	55
Schwarzwurzeln	70	52
Gemüse, getrocknet		
Bohnen, weiß, braun	20	70
Erbsen, gelb, grün	20	73
Kichererbsen	20	74
Linsen	20	71
Sojabohnen	45	200

Kohlenhydrataustauschtabelle

(s. Klin. Abt. des Diabetes-Forschungsinstitutes)

1 BE	≙ g/ml Lebensmittel	≙ kcal
Gemüsesaft (natur, ohne Zusätze)		
Kokosmilch	300	66
Karottensaft	200	55
Rote Bete-Saft	130	55
Tomatensaft	300	62
Gemüse		
Kohlenhydratarme Sorten		
Übliche Portionen bis ca. 200 g, nicht mehr als 50 kcal, bedürfen keiner Berechnung in BE.		
Artischocken, Avocado (hoher Fettgehalt – 200 g: 482 kcal), Aubergine, Bambussprossen, Bleichsellerie (Staudensellerie), Blumenkohl, grüne Bohnen, Bohnenkeimlinge, Broccoli, Champignons, Chicorée, Chinakohl, Eisbergsalat, Endivien, Feldsalat, Fenchel, Gurken, Grünkohl, Knollensellerie, Kohlrabi, Kopfsalat, Kürbis, Lauch (Porree), Mangold, Paprikaschote, Palmito, Pfifferlinge, Radicio, Radieschen, Rettich, Rhabarber, Rosenkohl, Rote Bete, Rotkohl, Sauerkraut, Spargel, Spinat, Steckrüben, Steinpilze, Stielmus (Rübstiel), Tomaten, Weißkohl, Wirsing, Zucchini, Zwiebeln		
Gemüse, eingelegt		
Gewürzgurken, Mixed pickles, Oliven (hoher Fettgehalt – 200 g: 262 kcal), Tomatenpaprika		
Milch		
Vollmilch, 4% Fett	250	170
Trinkmilch, Dickmilch, Kefir, 3,5% Fett	250	166
Trinkmilch, Dickmilch, Kefir, 1,5% Fett	250	120
Magermilch	250	88
Buttermilch	300	108
Joghurt, 3,5% Fett	250	175
Joghurt, 1,5% Fett	250	127
Magerjoghurt	250	98
Kondensmilch, 10% Fett	100	181
Kondensmilch, 7,5% Fett	120	164
Kondensmilch, 4% Fett	120	130
Obst		
Frischobst (Fruchtfleisch)		
Acerolakirsche	130	51
Acerolakirsche, mit Stein	160	
Ananas	90	50
Ananonen	50	45
Apfel	100	55

Kohlenhydrataustauschtabelle

(s. Klin. Abt. des Diabetes-Forschungsinstitutes)

1 BE	≙ g Lebensmittel	≙ kcal
Apfel, mit Schale	110	
Apfelsine	100	54
Apfelsine, mit Schale	140	
Aprikosen	100	54
Aprikosen, mit Stein	110	
Banane	50	50
Banane, mit Schale	80	
Barbadoskirsche	170	53
Birne	90	50
Birne, mit Schale	100	
Blaubeeren	90	56
Brombeeren	140	68
Erdbeeren	160	59
Feigen	80	58
Granatapfel	70	53
Granatapfel, mit Schale und Kernen	200	
Guave	110	59
Hagebutten	60	59
Himbeeren	150	60
Holunderbeeren	130	60
Honigmelone	100	52
Johannisbeeren, rot	120	54
Johannisbeeren, schwarz	90	57
Johannisbeeren, weiß	140	53
Kakipflaume	80	55
Kirschen, sauer	90	54
Kirschen, sauer, mit Stein	100	
Kirschen, süß	80	54
Kirschen, süß, mit Stein	90	
Kiwi	110	61
Litschis	80	56
Mandarinen	110	53
Mandarinen, mit Schale	170	
Mango	80	55
Mirabellen	80	53
Mirabellen, mit Stein	90	
Nektarinen	100	50
Nektarinen, mit Stein	110	
Opuntie (Kaktusfrucht)	90	54
Grapefruit	130	54
Grapefruit, mit Schale	190	
Papaya	120	53
Passionsfrucht	60	63
Pfirsich	110	51
Pfirsich, mit Stein	120	
Pflaumen	80	50
Pflaumen, mit Stein	90	
Preiselbeeren	120	55

Kohlenhydrataustauschtabelle

(s. Klin. Abt. des Diabetes-Forschungsinstitutes)

1 BE	≙ g/ml Lebensmittel	≙ kcal
Quitte	80	55
Reineclauden	70	51
Reineclauden, mit Stein	80	
Sanddornbeeren	150	155
Stachelbeeren	140	55
Wassermelone	240	58
Wassermelone, mit Schale	400	
Weintrauben	70	51
Zitrone	170	47
Obstsaft (natur, ohne Zusätze)		
Apfelsaft	100	47
Grapefruitsaft	120	54
Orangensaft	110	53
Trockenobst		
Apfel	20	56
Aprikosen	15	46
Datteln	15	46
Datteln, mit Stein	20	
Feigen	20	54
Pfirsich	20	56
Pflaumen	15	44
Pflaumen, mit Stein	20	
Rosinen	15	44
Hartschalenobst (Nüsse ohne Schalen)		
Cashewnüsse	40	242
Edelkastanien (Maronen)	30	63
Erdnüsse	70	442
Haselnüsse	90	624
Kokosnuß	120	480
Mandeln	80	521
Paranüsse	160	1143
Pistazien	70	449
Walnüsse	80	564
Zuckeraustauschstoffe		
Fruchtzucker	12	48
Sorbit	12	48
Diabetikerkonfitüre		
Diabetikerkonfitüre, mit Zuckeraustauschstoffen, im Durchschnitt	25	50
Diabetikerkonfitüre, mit Zuckeraustauschstoffen und Süßstoff, im Durchschnitt	40	50

Kupfergehalt einiger Lebensmittel

Lebensmittel 100 g eßbarer Anteil	Cu mg
Milch und Milcherzeugnisse	
Trinkmilch, 3,5% Fett	0,010
Trinkmilch, 1,5–1,8% Fett	0,010
Magermilch	0,003
Joghurt, 3,5% Fett	0,010
Joghurt, 1,5–1,8% Fett	0,009
Joghurt, mager, 0,3% Fett	0,012
Kondensmilch, 7,5% Fett	0,021
Kondensmilch, 10% Fett	0,005–0,081
Sahne, 30% Fett	0,006
Sahne, 10% Fett	0,022
Käse	
Edamer Käse, 40% Fett i. Tr.	0,049
Edamer Käse, 45% Fett i. Tr.	0,650
Edamer Käse, 30% Fett i. Tr.	0,780
Emmentaler Käse, 45% Fett i. Tr.	1,170
Gouda Käse, 45% Fett i. Tr.	0,070
Schmelzkäse, 45% Fett i. Tr.	0,460
Magerquark	0,015
Eier	
Hühnerei (Gesamtinhalt)	0,050–0,230
Hühnereigelb (Flüssigeigelb)	0,350
Hühnereiklar (Flüssigeiweiß)	0,130
Fleisch und Fleischwaren	
Ente	0,450
Gans	0,330
Hackfleisch	0,100
Huhn (Brathuhn)	0,300
Hammelfleisch, mittelfett	0,420
Kalbfleisch, mager, mittelfett, fett	0,250
Kalbshirn	0,140
Kalbsleber	5,500
Rindfleisch, reines Muskelfleisch	0,250
Rindfleisch, Hochrippe (Roastbeef)	0,042
Rindfleisch, Keule	0,068
Rindfleisch, Filet	0,070
Rinderleber	3,620
Schweinefleisch, Keule	0,310
Schweinefleisch, Kotelett	0,310
Schweineleber	5,480
Truthahn, Brust	0,130
Truthahn, Keule	0,160
Leberpastete	0,400
Luncheonmeat	0,050
Schinken, gekocht, vom Schwein	0,030

Kupfergehalt einiger Lebensmittel

Lebensmittel 100 g eßbarer Anteil	Cu mg
Fisch und Fischwaren	
Aal, geräuchert	0,090
Bückling	0,330
Forelle	0,250
Heilbutt	0,200
Hering, grün	0,320
Kabeljau, Dorsch	0,230
Makrele	0,160
Matjeshering	0,440
Ölsardinen	0,040
Schellfisch	0,230
Fette, Öle	
Butter (Süß- und Sauerrahmbutter)	0,002–0,015
Kokosfett	0,002
Maiskeimöl	0,050
Margarine	0,010
Schweineschmalz	0–0,020
Sonnenblumenöl	0,700
Getreideerzeugnisse	
Brötchen	0,260
Cornflakes	0,200
Eierteigwaren	0,150
Eierteigwaren mit erhöhtem Eigehalt	0,160
Haferflocken	0,530
Knäckebrot	0,400
Maisstärke	0
Reis, poliert	0,130
Roggenbrot	0,270
Roggenvollkornbrot	0,680
Steinmetzbrot	0,150
Weißbrot	0,220
Weizenmehl, Type 405	0,430
Weizenmehl, Type 550	0,150
Weizenmischbrot	0,180
Weizenvollkornbrot	0,420
Kartoffeln	0,150
Kartoffelchips, ölgeröstet, gesalzen	0,730
Batate	0,160
Gemüse	
Aubergine	0,090
Blumenkohl	0,140
Bohnen, grün	0,140
Bohnen, grün, Dose	0,230

Kupfergehalt einiger Lebensmittel

Lebensmittel 100 g eßbarer Anteil	Cu mg
Bohnen, weiß, trocken	0,800
Champignon, Zucht	0,400
Champignon, Dose	0,480
Chicorée	0,140
Chinakohl	0,020
Endiviensalat	0,100
Erbsen, grün	0,380
Erbsen, grün, Dose	0,180
Grünkohl	0,090
Gurke	0,090
Gurke, Salz-, Dill-	8,400
Karotten	0,080
Kohlrabi	0,120
Kopfsalat	0,050
Paprikaschoten	0,100
Radieschen	0,150
Rhabarber	0,050
Rosenkohl	0,090
Rote Bete	0,190
Rotkohl	0,060
Schwarzwurzeln	0,300
Sellerie, Knolle-	0,020
Spargel	0,150
Spinat	0,120
Tomaten	0,090
Weißkohl	0,060
Wirsing	0,070
Zuckermais	0,060
Zwiebel	0,080
Obst	
Ananas	0,080
Ananas, Dose	0,050
Apfel	0,100
Aprikose	0,150
Aprikose, Dose	0,050
Banane	0,130
Birne	0,090
Birne, Dose	0,070
Brombeeren	0,140
Erdbeeren	0,120
Erdbeeren, Dose	0,040
Himbeeren	0,140
Heidelbeeren	0,110
Grapefruits	0,040
Johannisbeeren, rot	0,100
Kirschen, süß	0,094

Kupfergehalt einiger Lebensmittel

Lebensmittel 100 g eßbarer Anteil	Cu mg
Kirschen, Dose	0,110
Kürbis	0,080
Mandarine	0,090
Orangen	0,067
Pfirsich	0,050
Pflaumen	0,093
Wassermelone	0,070
Weintrauben	0,061
Zitronen	0,300–0,400
Trockenobst und Nüsse	
Datteln	0,330
Feigen	0,380
Haselnüsse	1,280
Paranüsse	1,300
Rosinen	0,100
Walnüsse	0,880
Zucker und Süßwaren	
Zucker	0
Bienenhonig	0,090
Marmelade	k. A.
Marzipan	0,080
Schokolade	1,100–2,700
Getränke	
Apfelsaft	0,590
Cola-Getränke	0,030
Dessertweine	10,000
Grapefruitsaft, Handelsware	0,012
Johannisbeersaft	0,020
Kaffee, geröstet	3,000
Kaffee-Extrakt, Pulver	0,050
Malzbier	0,090
Orangensaft, frisch	0,080
Rotwein	0,100
Tee, schwarz	2,780
Traubensaft, Handelsware	0,048
Vollbier, hell	0,040
Weißwein	0,070–0,100

Purinbasen einiger Lebensmittel

(s. Haenel, 1979 und Souci et al. 1981)

Alle angegebenen Werte für Purinbasen sind einheitlich und beziehen sich in gemittelter Form auf die Summe von Guanin, Adenin, Hypoxantin, Xantin und Harnsäure. Im Falle divergierender Literatur- und Tabellenwerte wurde gemittelt. Eine getrennte Angabe der Werte für Harnsäure und der Purinbasen scheint uns wünschenswert, ist aber aufgrund der zur Zeit nur uneinheitlich und unvollständig erreichbaren Analysenergebnisse noch nicht möglich.

Zeichenerklärung
0 = Purinbasen liegen nicht vor
+ = Purinbasen liegen in Spuren vor
• = Es liegen keine Analysen vor

Lebensmittel 100 g eßbarer Anteil	Purinbasen mg
Milch- und Milcherzeugnisse	+
Käse, alle Sorten	+
Eier	
Vollei, netto	5
Eigelb, flüssig	1
Eiklar, flüssig	0,8
Fleisch- und Fleischwaren	
Rindfleisch	
Filet	133
Keule	133
Blume/Rose	133
Roastbeef	133
Hochrippe	106
Brust	133
Tatar	154
Rinderhack	133
Zunge	146
Schweinefleisch	
Filet	186
Keule, Schinken	186
Vorderschinken, Schulter, Bug	186
Eisbein (Vorder- und Hinterhaxe)	186
Kotelett	186
Kamm	186
Kaßler	186
Schweinehack (-mett)	186
Schweinefleisch im eigenen Saft (Dose)	186
Zunge	•

Purinbasen einiger Lebensmittel

(s. Haenel, 1979 und Souci et al. 1981)

Lebensmittel 100 g eßbarer Anteil	Purinbasen mg
Kalbfleisch	
Keule/Schnitzel	159
Kotelett	133
Zunge	•
Hammelfleisch	
Keule	183
Kotelett	172
Innereien	
Kalbsbries	•
Kalbshirn	106
Herz	
Schwein	•
Rind	210
Leber	
Schwein	277
Rind	245
Kalb	318
Geflügel (Huhn)	245
Niere	
Schwein	•
Rind	231
Kalb	212
Wild	
Rehrücken, -keule	103
Hirschfleisch	•
Kaninchen	101
Hase	101
Geflügel	
Ente	159
Gans	265
Brathuhn	144
Suppenhuhn	106
Huhn, Keule	133
Pute	209

Zeichenerklärungen für diese Tabelle s. S. 241

Purinbasen einiger Lebensmittel

(s. Haenel, 1979 und Souci et al. 1981)

Lebensmittel 100 g eßbarer Anteil	Purinbasen mg
Schinken	
Schinken, gekocht, mager	119
Schinken, roh	64
Wurst	
Bockwurst	119
Kochmettwurst	151
Rostbratwurst, gebrüht	143
Wiener Würstchen	119
Würstchen, Frankfurter Art	146
Bierschinken	162
Bierwurst	125
Blutwurst, Hausmacher Art, einfach	119
Blutwurst, Speck-	69
Cervelatwurst	142
Corned beef	95
Fleischwurst, Lyoner Art	133
Jagdwurst	148
Leberwurst	160
Mettwurst, Braunschweiger Art	123
Mortadella	146
Salami, deutsch	137
Schweinekopfsülze	146
Teewurst	128
Fisch und Fischwaren	
Frischfisch	
Forelle	148
Hecht, Fluß-	127
Heilbutt	109
Hering	183
Kabeljau	106
Karpfen	143
Lachs	154
Makrele	150
Rotbarsch	143
Schellfisch	103
Schleie	72
Scholle	85
Seelachs, Köhler	119
Seezunge	138
Thunfisch	82
Zander	82

Zeichenerklärungen für diese Tabelle s. S. 241

Purinbasen einiger Lebensmittel
(s. Haenel, 1979 und Souci et al. 1981)

Lebensmittel 100 g eßbarer Anteil	Purinbasen mg
Sonstige Meerestiere sowie Dauerwaren von Fischinnereien	
Austern	77
Hummer	53
Jakobsmuscheln	136
Krebsfleisch, Dose	172
Kaviar, echt	105
Kaviar, Ersatz, deutscher	106
Geräucherte Fische	
Aal	72
Bückling	101
Heilbutt	101
Makrele	101
Rotbarsch	101
Seelachs	119
Schellfisch	101
Sprotten	217
Schillerlocken	72
Gesalzene Fische	
Matjeshering	1564
Salzhering	2093
Fischmarinaden	
Brathering, Bratmakrele	1431
Rollmops	1564
Fische in Öl	
(abgetropfte Ware)	
Bücklingsfilet	119
Heringsfilet	119
Lachs	265
Ölsardinen	358
Thunfisch	318
Fische in Aspik	
Hering in Aspik	119
Fischvollkonserven	
Heringsfilet in Tomatensoße	119
Lachs in Dosen	176

Zeichenerklärungen für diese Tabelle s. S. 241

Purinbasen einiger Lebensmittel

(s. Haenel, 1979 und Souci et al. 1981)

Lebensmittel 100 g eßbarer Anteil	Purinbasen mg
Fette, Speiseöle, Mayonnaisen	
Butter	•
Schweineschmalz	•
Speck	
Speck, fett, ungesalzen	66
Speck, mager, gesalzen	74
Kokos- oder Palmkernfett	0
Speiseöle	0
Margarine	•
Mayonnaise	+
Brot, Backwaren, Nährmittel	•
Gemüse	
Blumenkohl	53
Bohnen, grün	48
Bohnen, weiß, trocken	117
Broccoli	•
Champignon, Dose	•
Chicorée	•
Chinakohl	•
Endivie	19
Erbsen, frisch	212
Erbsen, Dose	•
Erbsen, trocken, geschält	119
Feldsalat, Rapünzchen	40
Gurke	+
Grünkohl	37
Kartoffeln, geschält	16
Kartoffelveredelungsprodukte	•
Kohlrabi	+
Linsen, trocken	204
Möhren	21
Paprika	•
Porree	32
Radieschen	16
Rettich	16
Rosenkohl	64
Rote Bete	13
Rotkohl	21
Schwarzwurzeln	+
Sellerie, Knollen-	27
Spargel	37

Zeichenerklärungen für diese Tabelle s. S. 241

Purinbasen einiger Lebensmittel

(s. Haenel, 1979 und Souci et al. 1981)

Lebensmittel 100 g eßbarer Anteil	Purinbasen mg
Spargel, Dose	•
Spinat	61
Sauerkraut	•
Tomaten	+
Weißkohl	13
Wirsingkohl	19
Zwiebel	+
Obst	
Apfel	+
Apfelsine	+
Aprikose	+
Aprikose, trocken	15
Banane	+
Birne	+
Brombeeren	+
Dattel, trocken	13
Erdbeeren	13
Erdbeeren, Dose	13
Heidelbeeren	5
Himbeeren	+
Kirschen	•
Melone, Wasser-	•
Mirabellen	•
Pfirsich	+
Pflaume	+
Pflaume, Dose	+
Preiselbeeren	+
Rhabarber	+
Stachelbeeren	•
Weintrauben	+
Zitronen	+
Hartschalenobst	
Haselnüsse	26
Mandeln	24
Walnüsse	22
Eiscreme, Zucker, Süßwaren	
Eiscreme	•
Zucker	0
Fruchtbonbons	0
Milch- und Sahnekaramellen	•
Honig	•

Zeichenerklärungen für diese Tabelle s. S. 241

Purinbasen einiger Lebensmittel

(s. Haenel, 1979 und Souci et al. 1981)

Lebensmittel 100 g eßbarer Anteil	Purinbasen mg
Kakaopulver, schwach entölt	6095
Kakaopulver, stark entölt	2650
Konfitüre, Gelee	•
Marzipan	•
Nougat	•
Schokolade, Milch-	477
Getränke	
Apfelsaft	•
Apfelsinensaft, Handelsware	•
Cola-Getränke	0
Grapefruitsaft, Handelsware	•
Himbeersirup	•
Johannisbeersaft, rot	•
Limonaden	0
Sanddornbeerensaft	•
Tomatensaft	•
Traubensaft	•
Zitronensaft	•
Vollbier, hell	•
Nährbier, Malz-	•
Klarer Schnaps, 32 und 38 Vol. %	•
Rotwein	•
Sekt	•
Weinbrand	•
Weißwein	•
Whisky	•
Kaffee, geröstet	•
Tee, schwarz	•

Zeichenerklärungen für diese Tabelle s. S. 241

Literatur

Bäßler KH, Fekl W, Lang K (1979) Grundbegriffe der Ernährungslehre, 3. Aufl. Springer, Berlin Heidelberg New York

Becker K, Krentz K (1965) Diätprobleme bei der Behandlung von Kranken nach portokavalen Shunt-Operationen. Ernährungs-Umschau 12: 267

Berchthold P, Gries FA (1974) Kohlenhydratstoffwechsel. 1. Diabetes mellitus. In: Buchborn E et al (Hrsg) Therapie innerer Krankheiten, 2. Aufl Springer, Berlin Heidelberg New York, S 275

Berger H (1965) Zöliakie. In: Opitz H, Schmidt F (Hrsg) Handbuch der Kinderheilkunde, Bd IV. Springer, Berlin Heidelberg New York, S 674

Bircher J, Haemmerli UP (1967) Diättherapie bei gastroenterologischen Erkrankungen. Versuch einer kritischen Stellungnahme. Schweiz Med Wochenschr 97: 1687

Bundesverband der Diätetischen Lebensmittelindustrie eV Bad Homburg (1983) Grüne Liste 1983. Aulendorf: Editio Cantor

Bünte H, Schönleben K (1978) Bilanzierte Sondenernährung während Intensivbehandlung. Ernährungs-Umschau 25: 25, Sonderheft

Canzler H (1972) Diätetische Einstellung der primären Hyperlipoproteinämien. Leber Magen Darm 2: 5, 173

Canzler H (1978) Diagnostische Diäten. Akt Ernährungsmed 3: 31

Canzler H (1978) Ernährungstherapie mit Formeldiäten aus der Sicht des Klinikers. Ernährungs-Umschau 25: 10, Sonderheft

Canzler H (1983) Proteindefinierte Ernährung vor und nach Operation. Ernährungsumschau 30: 463, Sonderheft

Caspary WF (1983) Praxis der enteralen Sondenernährung. Inn Med 10: 357

Classen M, Matzkies F, Dobe-Tauchert P, Demling L (1974) Nahrungsmittelunverträglichkeiten bei Colitis ulcerosa und Cholelithiasis. Inn Med 1: 7

Cremer HD et al (Hrsg) (1978) Die große Nährwerttabelle. Gräfe und Unzer, München

Cremer HD, Heilmeier L et al (Hrsg): Ernährungslehre und Diätetik. Ein Handbuch in 4 Bänden. Stuttgart: Thieme 1972

Cüppers HJ (1979) Arbeitskreis der Pankreatektomierten. Ernährungs-Umschau 26: 26–27

Daweke H, Sachsse B, Gawehns E (1970) Diät bei kindlichem und jugendlichem Diabetes mellitus. Krankenhausarzt 43: 211

Literatur

Degwitz R, Frowein R, Kirberger E, Kulenkampf C, Mohs U (1962) Über Normalwerte der stündlichen 5-HIES-Ausscheidung im Urin beim Menschen und die Messung störender Faktoren. Klin Wochenschr 40: 285

Deutsche Diabetes-Gesellschaft (1982) Kohlenhydrat- und Fett-Austauschtabelle für Diabetiker, 3., überarbeitete Aufl Thieme, Stuttgart

Deutsche Gesellschaft für Ernährung (1975) Empfehlungen für die Nährstoffzufuhr, 3. Aufl Umschau-Verlag, Frankfurt

Dietl H (1978) Industrielle Herstellung von Formeldiäten – ernährungsphysiologische, technologische und praktische Aspekte. Ernährungs-Umschau 25: 15, Sonderheft

Dischler W (1973) Allgemeine Diätetik bei Leber-, Gallenwegs- und Magen-Darm-Erkrankungen im akuten und chronischen Stadium. Z Allgemeinmed 12: 569

Donaldson RM jr (1967) Diet and gastrointestinal disorders. Gastroenterology 52: 897

Fanconi G (1955) Nebenschilddrüsen. Springer, Berlin Göttingen Heidelberg (Handbuch der inneren Medizin, Bd VII/1, S 966)

Fekl W (1978) Ernährungsphysiologie der modifizierten Nährstoffe. Ernährungs-Umschau 25: 10, Sonderheft

Franken FH (1971) Die Grundlagen der diätetischen Behandlung bei Leberkrankheiten. Med Monatschr 25: Heft 1, 11

Frotz H, Philippen R, Gheorghiu T (1970) Die Bedeutung der Diät in der Gastroenterologie. Therapiewoche 20: Teil 2

Greten H, Schettler G (1973) Krankheiten des Fettstoffwechsels. In: Riecker G (Hrsg) Therapie innerer Krankheiten, 2. Aufl Springer, Berlin Heidelberg New York, S 304

Gries FA (1975) Risikofaktor Hyperlipidämie: Klinik und Therapie. Med Welt 26: 1590

Gries FA et al (1974) Praxis der Diätbehandlung: Fettstoffwechselstörungen. Hoffmann la Roche, S 237, Grenzach

Gries FA, Toeller M (1977) Grundlagen der Diabetesdiät. Akt Ernährung 4: 120–127

Gries FA, Berchthold P, Berger M (1976) Adipositas-Pathophysiologie, Klinik und Therapie. Springer, Berlin Heidelberg New York

Literatur

Haenel H (1979) Energie- und Nährstoffgehalt von Lebensmitteln. VEB Verlag Volk und Gesundheit, Berlin

Holtmeier H-J (1972) Allgemeine und spezielle klinische Ernährungslehre. Cremer H-J et al (Hrsg), Bd II/2. Thieme, Stuttgart

Hottinger A (1959) Enterale Allergie, Immunität und Zöliakie. Dtsch Med Wochenschr 84: 1717

Hüter KA (1960) Präeklampsiehäufigkeit und Schwangerenbetreuung. Dtsch Med Wochenschr 85: 1788

Hüter KA (1962) Über Beziehungen zwischen fehlerhafter Ernährung in der Schwangerschaft sowie Mißbildungen, Früh- und Totgeburten. Z Allgemeinmed 816

Irmscher K (1977) Diabetes und Nieren In: Oberdisse, K (Hrsg) Handbuch der inn. Med., Bd VII/2B, Diabetes mellitus B, Springer, Berlin, Heidelberg, New York, S 245

Irmscher K, Haase J (1977) Elektrolytkalkulierte Diätformen bei Nierenversagen. Akt Ernährungsmed, Suppl 2: 98

Irmscher K, Haase J (1981) Kaliummangel und seine Behandlung bei Hypertonikern. Akt Ernährungsmed 6: 107

Jahnke K (1971) Diätbehandlung des Diabetes mellitus. In: Pfeiffer E (Hrsg) Handbuch des Diabetes mellitus, Bd II. S 1019 Lehmanns-Verlag, München

Kasper H (1980) Ernährungsmedizin und Diätetik, 3. Aufl Urban & Schwarzenberg, München Wien Baltimore

Kempner W (1948) Treatment of hypertensic vascular disease with rice diet. Am J Med 4: 545

Kirberger E (1962) Differentialdiagnostische Überlegungen bei vermehrter 5-Hydroxiindolessigsäure-Ausscheidung im Harn. Dtsch Med Wochenschr 87: 929

Klinische Abteilung des Diabetes-Forschungsinstitutes an der Universität Düsseldorf (Hrsg) (1983) BE-Austauschtabelle für Diabetiker mit Joule- und Kalorienangabe, 6. überarbeitete Aufl Kirchheim & Co, Mainz

Kluthe R (1978) Eiweiß- und elektrolytdefinierte Diäten bei Nierenerkrankungen. Akt Ernährungsmed 3: 14

Kluthe R (1978) Rationelle Natriumdiätetik. Akt Ernährungsmed 3: 86

Kluthe R, Schaeffer G (Hrsg) (1976) Rationelle Diätetik. Thieme, Stuttgart

Kluthe R, Quirin H (1978) Diätbuch für Nierenkranke, 4. Aufl Thieme, Stuttgart

Literatur

Knick B, Ottenjahn R, Grunder HJ, Kanzler G (1971) Diätbehandlung bei Leberkrankheiten. Dtsch Med J 96: 249

Koch JP, Donaldson RM jr (1964) A survey of food intolerance in hospitalized patients. N Engl J Med 271: 657

Kretschmer KP (1975) Der künstliche Darmausgang, Osteomien des Darmes. Thieme, Stuttgart

Kretschmer-Dehnhardt L (1978) Die Ernährung des Anus praeter Trägers. In: Raff WK, Kivelitz H (Hrsg) Stomata und Fisteln. Schwarzeck-Verlag, München

Kühn HA (1972) Ernährung bei Erkrankungen der Leber. Dtsch Med J 23: 3

Lang K (1974) Biochemie der Ernährung, 3. Aufl Steinkopff, Darmstadt

Leonhardt H, Bungert H-J (1972) Eiweißeinschränkung in der Diät der Leberzirrhose. Münch Med Wochenschr 114: 1143

Lepszy H, Haase J, Irmscher K (1974) Kollagenfreie Diät und Hydroxiprolinbestimmung im Urin. Ernährungs-Umschau 21: 322, 364

Liebermeister H (1975) Diätetische Therapie des Diabetes mellitus. In: Schwiegk H (Hrsg) Handbuch der inneren Medizin, 5. Aufl, Bd VII/2. Springer, Berlin Heidelberg New York

Losse H (1978) Störungen des Elektrolythaushaltes als Ansatzpunkt für diätetische Maßnahmen bei primärer Hypertonie. Akt Ernährungsmed 3: 72

Martini GA (1961) Diättherapie bei Leberkrankheiten. Dtsch Med J 12: 140

Martini GA, Dölle W, Strohmeyer G (1969) Was ist gesichert in der Therapie von Leberkrankheiten? Internist (Berl) 10: 456

Miller B (1979) Stoma und Diät. In: Kivelitz H, Kremer K (Hrsg) Kontinenz und Stomata. Deutsche Abbott GmbH

Nestlé-Gruppe Deutschland (Hrsg) (1983) Kalorien mundgerecht, 5. erw und überarb Aufl Umschau-Verlag, Frankfurt

Otto H, Spaethe R (1973) Diätetik bei Diabetes mellitus. Huber, Berlin

Quirin H (1977) Zur Problematik der Ernährungstherapie bei chronischer Niereninsuffizienz. Akt Ernährungsmed, Suppl 2: 93

Quirin H (1983) Proteindefinierte Ernährung bei Nierenerkrankungen. Ernährungs-Umschau 30: Sonderheft

Schaeffer G, Quirin H, Kern U, Mix A, Nakayama T (1977) Zur Frage der Vitaminzufuhr bei Dialysepatienten. Akt Ernährungsmed, Suppl 2: 104

Literatur

Schlierf G, Geis RD, Vogel G (1976) Ernährung bei Fettstoffwechselstörungen. Thieme, Stuttgart

Schmidt A (1908) Die Funktionsprüfung des Darms mittels der Probekost. 2. Aufl Bergmann, Wiesbaden

Schmülling RM, Müller PH, Scherer C, Vallon R, Steegmüller KW, Eggstein M (1982) Diätführung bei Diabetes und Pankreatektomie. Akt Ernähr 7: 249–255

Siewert R, Lankisch PG (1981) Syndrome nach resezierenden Eingriffen am Pankreas (incl Drainage-Operationen). In: Strohmeyer G, Stalder H, Thaler H, Classen M (Hrsg) Ergebnisse der Gastroenterologie 1981. Z Gastroenterologie, Verhandlungsband 17

Souci SW, Bosch H (1983) Lebensmitteltabellen für die Nährwertberechnung. Wissenschaftliche Verlagsgesellschaft 1967, 1978, 1983, Stuttgart

Souci SW, Fachmann W, Kraut H (1979) Die Zusammensetzung der Lebensmittel. Wissenschaftliche Verlagsgesellschaft 1962, 1964, 1969, 1973, 1979, Stuttgart

Souci SW, Fachmann W, Kraut H (1981) Die Zusammensetzung der Lebensmittel, Nährwerttabellen, 2., völlig neu bearbeitete und erweiterte Aufl. Wissenschaftliche Verlagsgesellschaft mbH, Stuttgart

Städtische Krankenanstalten Düsseldorf (Hrsg) (1972) Diätkatalog. Düsseldorf

Sternlieb I (1976) Die Wilsonsche Krankheit. Internist 17: 342

Strohmeyer G (1973) Diätetik und künstliche Ernährung. In: Riecker G (Hrsg) Therapie innerer Krankheiten, 5. Aufl Springer, Berlin Heidelberg New York

Strohmeyer G (1976) Die Rolle der Diät in der Gastroenterologie. Internist 17: 520

Thornton GHM, Illingworth DG (1955) An evaluation of the Benzidine test for occult blood in the feces. Gastroenterology 28: 593

Toeller M (1984) Der Stellenwert der Ernährung in der Therapie: Ernährungstherapie bei Diabetes. Therapiewoche (im Druck)

Toeller M, Gries FA (1981) Adipositas – Diätprinzipien und Kriterien ihrer Effizienz. Akt Ernährung 6: 180–185

Toeller M, Gries FA, Grüneklee D (1978) Probleme der parenteralen und Sondenernährung bei Diabetikern. Internist 19: 59–71

Toeller M, Schuhmacher W, Groote ACh (1983) Kochen für Diabetiker –

gesund und schmackhaft für die ganze Familie. Falken-Verlag Niedernhausen/Ts

Union Deutsche Lebensmittelwerke (1983) Nährwertbroschüre. Hamburg 1974, 1978, 1983

Welsch A (1975) Krankenernährung, 3. Aufl Thieme, Stuttgart

Willig F (1982) Gastroenterologische Erkrankungen. Ernährungs-Umschau 29: 456, Sonderheft

Wirths W (1979) Grundlagen der Ernährung. Auswertungs- und Informationsdienst für Ernährung, Landwirtschaft und Forsten (AID) e.V. Bonn 2

Wirths W (1982) Kleine Nährwerttabelle der Deutschen Gesellschaft für Ernährung, 30. Aufl Umschau-Verlag, Frankfurt

Wolfram G (1978) Diät bei Hyperurikämie und Gicht. Akt Ernährungsmed 3: 11

Zöllner N (1975) Diät bei Gicht und Harnsäuresteinleiden. Thienemann, Stuttgart

Zöllner N, Wolfram G (1975) Stoffwechsel, Ernährung, Endocrinum. Springer, Berlin Heidelberg New York

Sachverzeichnis

Sachverzeichnis

Sachverzeichnis

Sachverzeichnis

Sachverzeichnis